「カラダの硬さ」が病気の原因だった！

医学博士／イシハラクリニック院長
石原結實

主婦と生活社

○ はじめに ○

カラダの硬さをほぐせば、老化を防ぎ、病気は治る!

人間、歳をとっていくと、その立ち居振る舞いが、何となく硬くぎこちなくなってしまうものです。

人間は、「赤ちゃん」で生まれ、歳をとってくると段々と「白《しろ》ちゃん」になっていき、やがては死を迎えます。「赤ちゃん」は赤血球が多く(貧血の反対の多血症)、体熱が高いので「赤」いのですが、歳をとると、白髪になり、白内障を患い、皮膚に白斑《はくはん》が生じてくる……というように、カラダのあちこちに「白」が目立ってきます。雪の色が白いように、「白」は冷えの色です。

年齢とともに、徐々に体温が下がってくるからこそ、白髪、白内障、白斑などが生じるのです。白くなり、カラダが冷えてくると、カラダは段々と硬くなっていきます。水を冷やすと氷になるし、食べ物を冷蔵庫に入れると硬くなることを思えば、あらゆる宇宙の物体は、冷えると硬くなることがわかります。

したがって、年齢とともに筋肉や骨、関節などが硬くなって、手足の筋肉のこわばりや関節の硬直が起こり、筋肉や関節の可動範囲の減少や痛みが生じてくるわけです。人間の外見を構成している皮膚（肌）、筋肉、関節などが、年齢とともに硬くなっていく、という点については、いわれてみれば「ああそうだな」と納得されるはずです。さらに、カラダの外と内は、文字通り表裏一体の関係をなしています。血液やリンパ液、神経、筋肉などでつながっていますから、「カラダの外側」が硬くなっているのに「カラダの内側」は柔らかい、ということはないはずです。

ですから、手足の筋肉や骨、関節、肌が段々と硬くなってくる頃から比例して、カラダの内側も硬くなってくるというのは当然の理でしょう。つまり、体内では動脈硬化が起こり、その結果、心筋硬塞（今は「梗塞《こうそく》」と書きますが、30年くらい前までの医学書には「硬塞」と記載されていました）や脳硬塞が起こってくるわけです。その「硬塞」を起こしている元凶は「血栓《けっせん》」という、やはり血液がかたまったものです。36・5度前後とされる「温かい」体内で、血栓という硬い物質ができるのは、つまり、カラダが冷えている、という証拠でしょう。

同様に、人工透析を受けざるを得なくなった腎臓は、腎臓の細胞が減って、代わりに繊維質が増加し、腎硬化症の状態になります。日本人の死因の1位に居座り続けている「ガン」にしても、癌（嵒＝岩の意味）の文字が示すように、硬くなる病気です。リウマチ、強皮症、クローン病などのように、西洋医学が「原因不明」とする「自己免疫疾患」も、関節や皮膚、腸などが硬くなる病気です。

つまり、我々人間は、年齢とともにカラダが硬くなっていくからこそ、種々の老化現象に悩まされ、いろいろな病気にかかっていく、ということがわかります。

本書では「病気や老化の原因」は「カラダの硬さ」にある、という点を指摘し、その硬さをほぐすことで老化を防ぎ、病気を改善していく方法について詳しく述べました。入浴や体操、姿勢の保ち方や食べ物など、毎日の生活の中で自分でできる「ほぐし法」をわかりやすく解説しているので、今日から実践していただけることでしょう。

本書を読まれた方々が、病気や老化から解放され、若々しくて、健康な人生を送っていただくことを願ってやみません。

「カラダの硬さ」が病気の原因だった！　目次

第3章 今日から実践！ こんな習慣が「カラダの硬さ」をみるみるほぐす！

第3章 今日から実践！こんな習慣が「カラダの硬さ」をみるみるほぐす！

第5章 体験者の声を紹介「カラダの硬さ」をほぐしたら、元気になった！

第4章　27の症状別・病気別　「カラダの硬さ」をほぐして病気を治す

第1章

思い込みに要注意！

実はあなたのカラダはこんなに「硬い」！

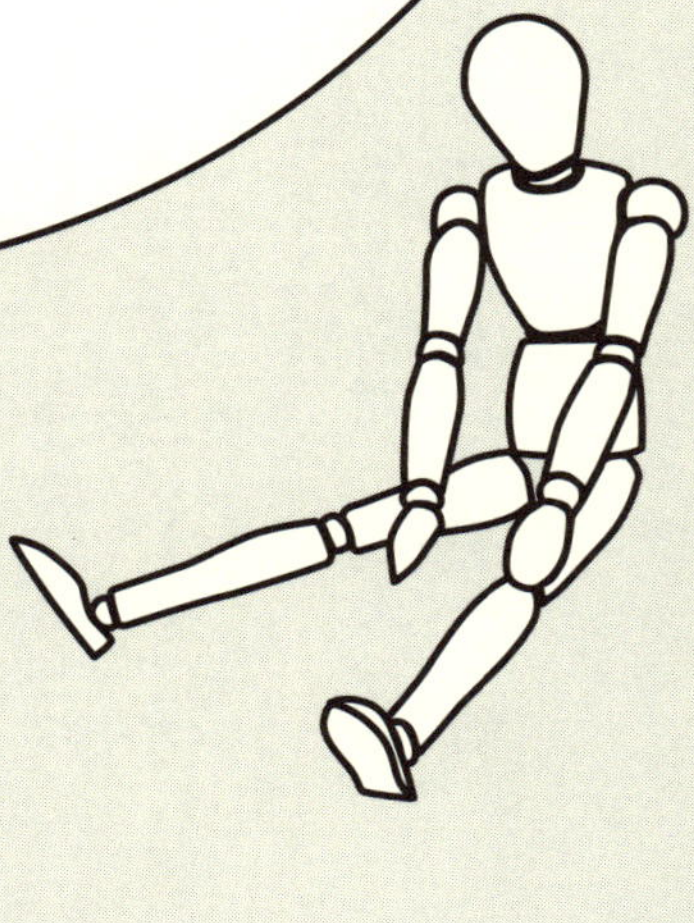

あなたのカラダはどんどん硬くなっている！

●「若さ」を左右するのはカラダの硬さ

あなたから１００m離れたところに、後ろを向いた２人の女性が並んで立っていると想像してみてください。２人の身長と体重は全く同じ。同じヘアスタイルをして、同じ服を着ています。

この２人の女性、１人は20歳で、もう１人は70歳だと仮定します。あなたは、どちらの女性が若いか、後ろ向きで立っている姿だけを見て、ピタリと当てることができますか？　実際、これはなかなか難しいことです。

しかし、２人同時に歩いてもらえばすぐにわかります。20歳の女性は、カラダ全体が弾むように、しなやかな連続性を持って動くのに対して、70歳の女性のほうは、動きに連続性が感じられず、ギクシャクしていて「硬い」からです。

◆ 年齢差が一番はっきり現れるのは「歩く姿勢」！◆

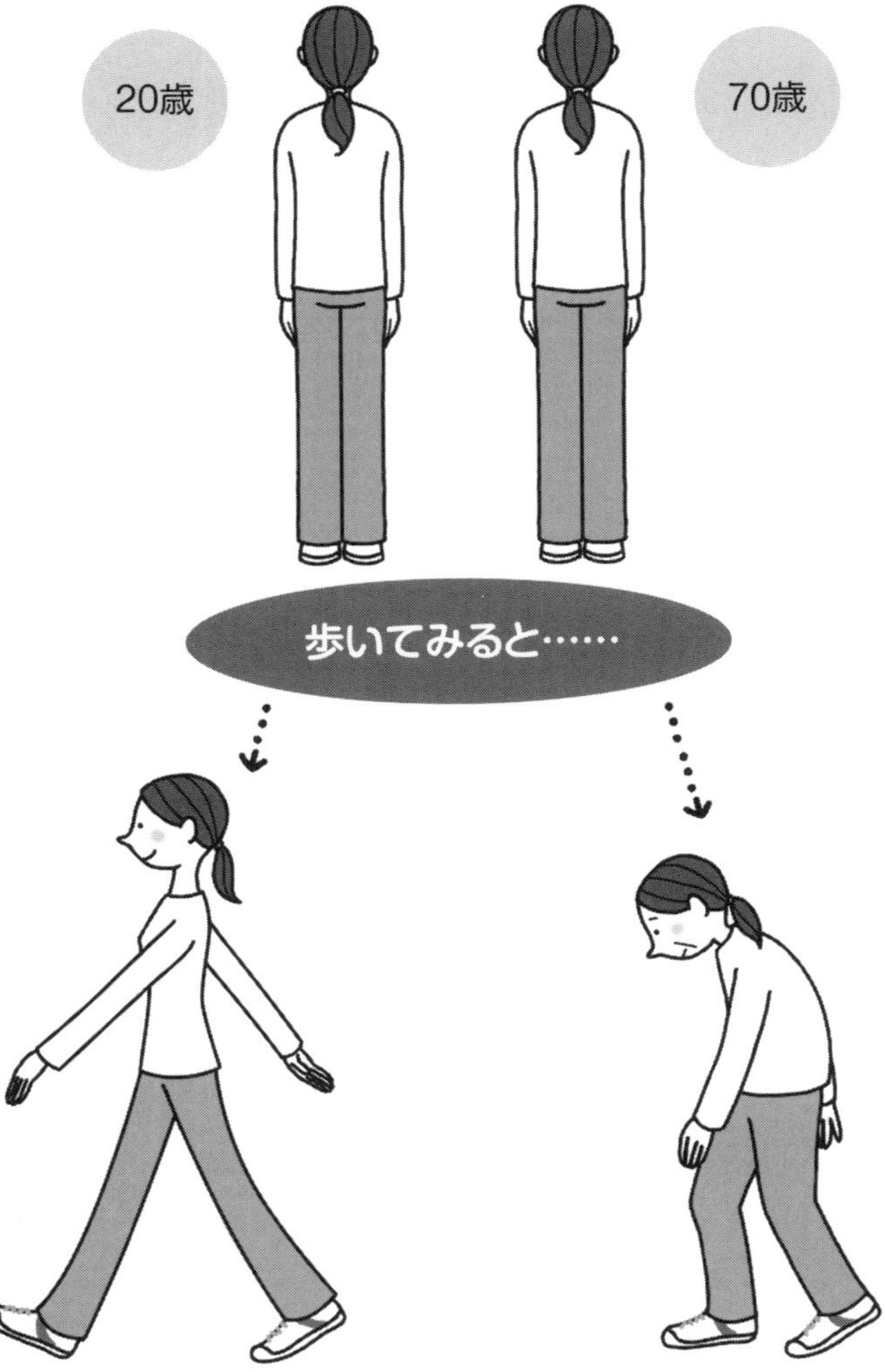

20歳の女性は、腕を大きく振って、広い歩幅でスピーディーに颯爽《さっそう》と歩きますが、70歳の女性は、腕の振りも小さく、歩幅もチョコチョコと狭く、ゆっくりと歩くはず。背中も丸まっているでしょう。

この違いは、2人のカラダの〝柔軟性〟の差から生じます。一般に、加齢によって、カラダはどんどん硬くなります。関節の可動域が狭くなり、筋肉量が落ち、腱《けん》や靱帯《じんたい》なども硬くなって伸びなくなると、歩き方も当然変わってくるのです。

このように、「若さ」を左右する大きな要因のひとつは、「カラダの柔軟性」だと断言できます。柔らかくてしなやかなカラダは美しく、水分もたっぷりで若々しく見えます。反対に、ちょっと動くだけで関節がボキボキとなりそうな、硬くこわばったカラダは、水分が不足して乾燥し、老けて見えます。

男女を問わず、バレリーナやダンサーなどには、40代、50代になっても第一線で活躍している人がたくさんいます。彼らの踊る姿を見ていると、本当にみずみずしくて若々しい！　顔立ちがきれいだとか、手足が細くて長いといった、持って生まれたルックスではない、人間の美しさの本質を感じます。「色の白いは七難《しちなん》隠す」などといわれますが、すっとした出で立ちやしなやかな所作《しょさ》は、それ以上に人を若々しく、美しく見せてくれるように思います。

プロのバレリーナやダンサーとはいわなくても、**あなたの周囲を見回してみれば、年齢よりも若々しく見える人は総じて、カラダの柔軟性が高いはずです。**

ところで私は、伊豆で「ニンジンジュース断食」を実践し、健康増進を目的とする保養所を開設しています。全国各地から大勢の方がやってきて、「ニンジンジュース断食」に励んでおられるのですが、ここでも、見た目の若々しさとカラダの柔軟性には深い関係があることがよくわかります。

とはいえ、私が毎日、患者さんのカラダが硬いのか柔らかいのか、片っぱしから触りまくってチェックしているわけではありませんよ。うら若き（？）60代、70代の女性も多いですから、そんなことをすると驚いて（喜んで？）血圧が上がってしまうといけませんので……。

●元気で若々しい人は、カラダが柔らかい！

この伊豆の保養所には、保養される方々の自由な時間に軽くカラダを動かせるようにと、トレーニングルームを設けています。ここでは毎朝、ストレッチ教室を開いていて、誰でも参加できるようにしています。

みなさんがストレッチをしているところを、ときどき、ひょいとのぞいてみるのですが、当然のことながら、カラダがとても柔らかい人もいれば、ガチガチに硬い人もいらっしゃいます。

これがまた、面白いのです。**見た目が若々しい人ほど軟らかく、老けて見える人ほど硬い。**ついでにいうと、ユーモアのセンスがあって頭が柔らかい人は、カラダも柔らかく、物事をいつも四角四面に考えて頭が硬い人はカラダも硬い。「頭の硬さ」と「カラダの硬さ」に相関関係があるのでは？　と研究したくなるほどです。

先日、7泊8日の断食コースに初めて参加するという70代の女性がいらっしゃいました。最初の問診のときに、カルテに書いてある年齢を見てびっくり！　さすがの私も「とうとう老眼が進んできたか⁉」とあわてるほど、若々しいのです。前から見ても、後ろから見ても、せいぜい50代にしか見えません。

背筋をすっと伸ばし、キビキビとした動作で診察室に入ってこられて、話すときの手ぶり身ぶりもしなやか。顔のシワもシミも少なく、ツヤツヤと輝いています。

そして、表情がとても柔和で、笑顔がとても愛らしい！　自分で冗談をいっては、楽しそうにコロコロと笑います。私の得意のダジャレにも声を上げて笑ってくださり、とてもいい気分になりました。

数日後の朝、いつものようにトレーニングルームをのぞいたら、その女性がストレッチ教室に参加しておられました。これが、驚いたことに、その場にいた誰よりもカラダが柔らかい！　大きく開脚し、倒した上半身が床にペタッとくっついているのです。とても、70代とは思えません。

聞けば、20年以上もヨガを続けているとのこと。若々しいからカラダが柔らかいのか、カラダが柔らかいから若々しいのか……。鶏が先か卵が先か、という話になってしまいますが、いずれにせよ、私の立てた「元気で若々しい人は、必ずカラダが柔らかい」という説は、この女性でも証明されたわけです。

●あの有名人の元気の秘訣も〝カラダの柔らかさ〟にあった！

一般に、歳をとっていても、ずっと運動を続けている人は、カラダがよく動き、柔らかいですね。カラダが硬いか柔らかいかは、日常の動作、立ち居振る舞いを見ればすぐにわかります。

たとえば**俳優の加山雄三さん**は現在、**71歳**。若い頃から、絵に描いたようなスポーツマンだけあって、今でも見るからに元気で若々しいですよね。

東京都の**石原慎太郎知事**も**75歳**。実は、石原知事はよく、伊豆の保養所にいらっしゃいます。断食中で空腹もピークなはずなのに、海に潜ってガンガン泳がれます。あるとき私も付き合わされてヘトヘトになっていたら、海から上がったとたん「先生、次は卓球しよう！」などといい出されるのです。驚くほどお元気ですよ。

もちろん、カラダも柔らかい。とても70代の身のこなしではありません。普段から、プールで泳ぎ、時間を見つけてはジョギングもされているそうです。**しなやかな筋肉**が十分についているのでしょう。

女性ももちろん負けてはいません。女優の**森光子さん**は**88歳**。ついこの前まで、舞台で毎回「でんぐり返し」をされていたというから驚きです。相当カラダが柔らかくないと、危なくてドクターストップがかかります。

森さんは、長年ずっと**「スクワット運動」**をしておられるそうですから、**下半身の筋肉**がまだまだ衰えていないのでしょう。

また、作家の**瀬戸内寂聴さん**は、**86歳**であの若さ！　先日テレビで見ていたら、険しい山道でも、背筋を伸ばして、スタスタと早足で歩いておられましたよ。お付きの若い女性のほうが、ゼイゼイと息を切らしていて、おかしかったです。

瀬戸内さんも、健康の秘訣として**「毎日もも上げ運動をやっています」**とおっしゃっていました。
まさに、継続は力なり。運動を続けることが、カラダを柔らかくして、いつまでも若々しく元気でいるための近道なのでしょう。

●若い人のカラダは年々「硬く」なっている!?

70代、80代でも心がけ次第で、しなやかで若々しいカラダを保つことができるということをお話ししてきましたが、最近、**私が気になっているのは、若い人たちの「カラダの硬さ」です。**

本来、若いうちは、カラダの細胞の中に水分をたっぷり含んでいるから、みずみずしくて柔らかいはず。十分に発達しているはずの筋肉は、しなやかで弾力性があり、特に運動などしていなくても、カラダは硬くならないはずです。

それが、最近では、40代、50代はおろか、10代や20代でも腰痛や肩コリなどを訴える人が大勢います。それどころか、**小学生にも腰痛持ちが増えているそうです。**

ちょっとしたことで転んでケガをしやすくなっていますし、血行も悪く、疲れやす

◆ 日本人のカラダはだんだん硬くなっている！ ◆

「立位体前屈」の平均値の推移

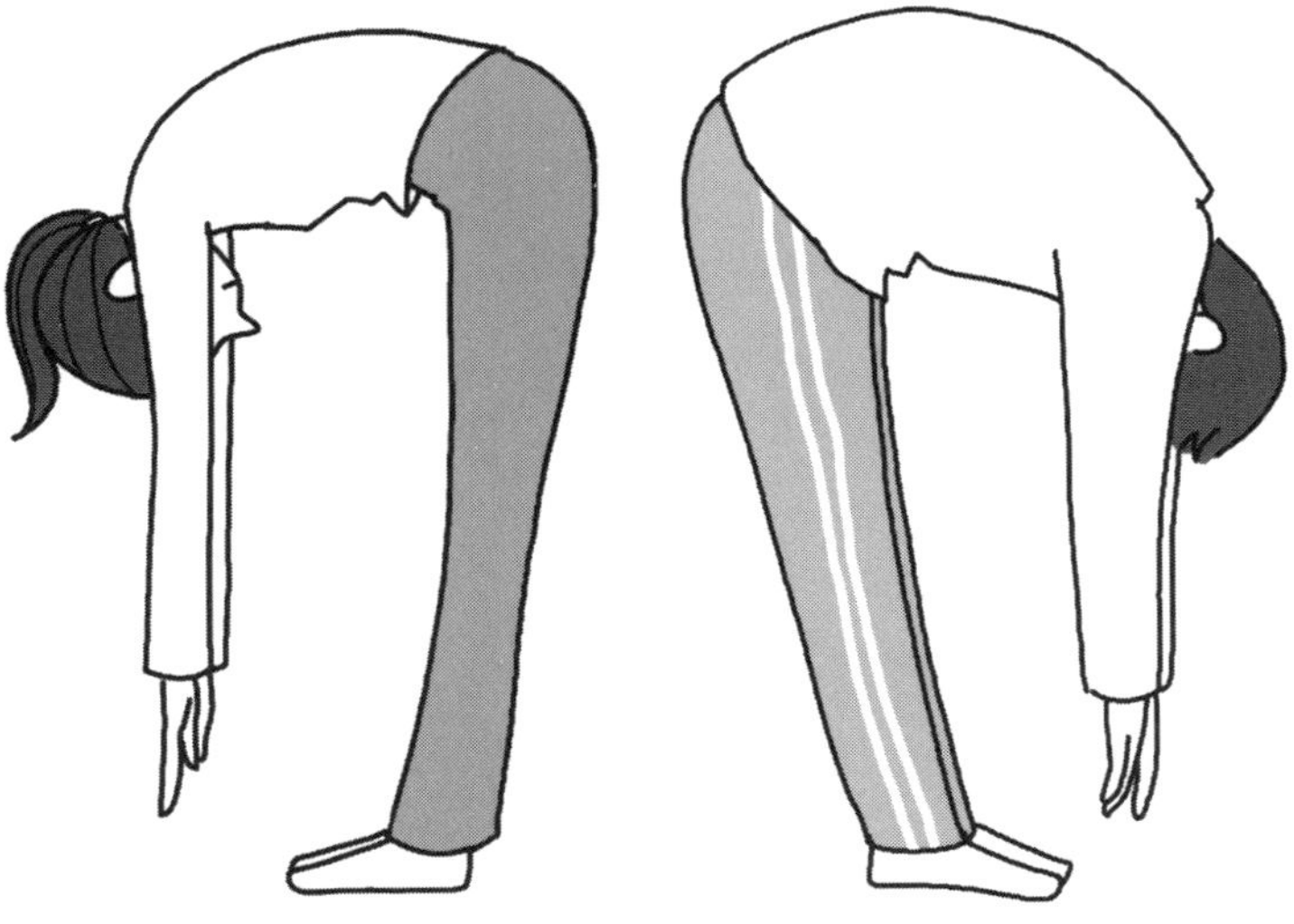

	20歳女性の平均値	20歳男性の平均値
昭和39年	15.80cm	15.66cm
差	−2.13cm	−4.78cm
平成9年	13.67cm	10.88cm

（文部科学省「体力・運動能力調査」より）

くなっています。

街中を歩いていても、せっかちな性格の私をヤキモキさせるのは、若者ばかりです。前かがみの姿勢でノロノロと歩いています。「気をつけ」の姿勢をちゃんと保つことができない若者も目立ちます。

これらはすべて、**筋力が低下して、カラダが硬くなっていることが原因**なのです。

実際、文部科学省が公表している「立位体前屈」の統計情報で、昭和39年と平成9年の平均値を比較してみると、20歳男子の場合で、15・66㎝（昭和39年）→10・88㎝（平成9年）、20歳女子の場合、15・80㎝（昭和39年）→13・67㎝（平成9年）と、男女ともに低下し、カラダの柔軟度が昔よりも下がっていることがわかります。

●「運動不足」がカラダを硬くする

私は、老いも若いも年齢に関係なく、カラダが硬い人が増えている大きな要因は、やはり**「運動不足」**にあると考えます。

そもそも、「カラダが柔軟だ」というのは、どういうことをいうのでしょう？　これは、ひと言でいって、**「筋肉がしなやかでよく伸びる」**ということです。

筋肉には、ケガをしないためのセンサー（反射）があります。たとえば、両脚を伸ばして立ち、上体を前屈すると、脚の後ろ側の筋肉が伸びますよね。筋肉が伸び過ぎて切れてしまうのを防ぐため、センサーが働いて止めようとして、筋肉を縮めさせる力が働くわけです。それで筋肉が引っ張られて、「痛い！」と感じるのです。

つまり、「カラダが硬い人」というのは、センサーが働く可動域が少ないので、筋肉が早く縮もうとする人。柔軟運動をすると、すぐに痛みを感じてしまいます。

一方、「カラダが柔軟な人」というのは、センサーの可動域が大きく、筋肉がよく伸びた状態でセンサーが働く人。柔軟運動をしても、なかなか痛くなりにくいのです。

このセンサーの可動域は、筋肉を鍛えるに従って大きくなっていくものなのですが、反対に、筋肉を日常的に使っていないと、どんどん小さくなってしまいます。

筋肉自体も、動かさないでいると衰えて硬くなりやすいため、運動不足によって、カラダはますます硬くなってしまうのです。

昔の人に比べて、現代人は間違いなく運動不足です。交通手段が発達し、便利な家電も普及して、移動や家事がとてもラクになりました。その便利さと引き換えに、カラダはどんどん衰えて、硬くなってしまったのです。

●「冷え」や「食べすぎ」も硬さの原因

運動不足に加え、**「冷え」**や**「食べすぎ」**もカラダを硬くする大きな要因です。今の時代は、日本人が総「冷え」、そして総「食べすぎ」状態。これはもう、本当に深刻なところまできています。

昔、温泉に行くのは、おじいさんやおばあさんと決まっていました。それが今では、若い人にも大人気。どういうことでしょうか?

これこそ、みんなカラダが冷えている証拠です。本人が意識しないうちに、冷えを敏感に感じとった本能が、温泉を求めているのでしょう。

また、ここ数年、ラーメン人気がさらに高まっていますね。私はひそかに、これにも「冷え」が関係しているのでは、とにらんでいます。

◆「冷えたカラダ」が温泉やラーメンを求める！◆

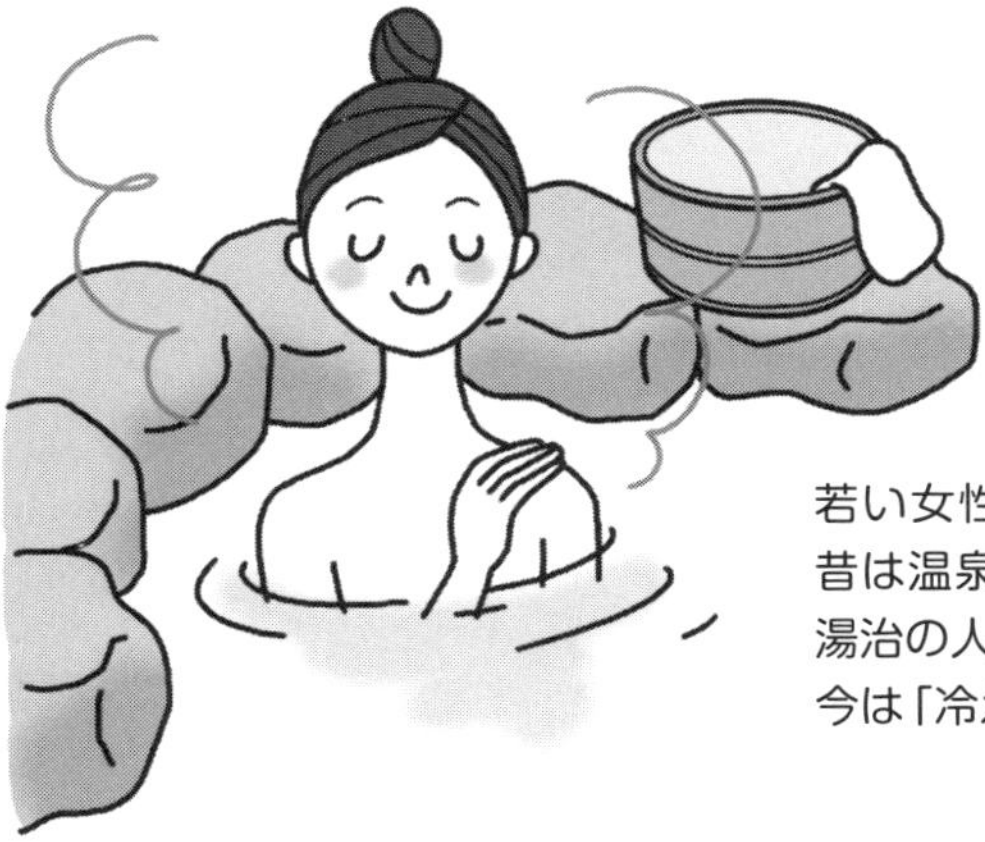

若い女性に温泉が大人気。
昔は温泉といえば高齢者か
湯治の人だったが、若い人も
今は「冷え」ている

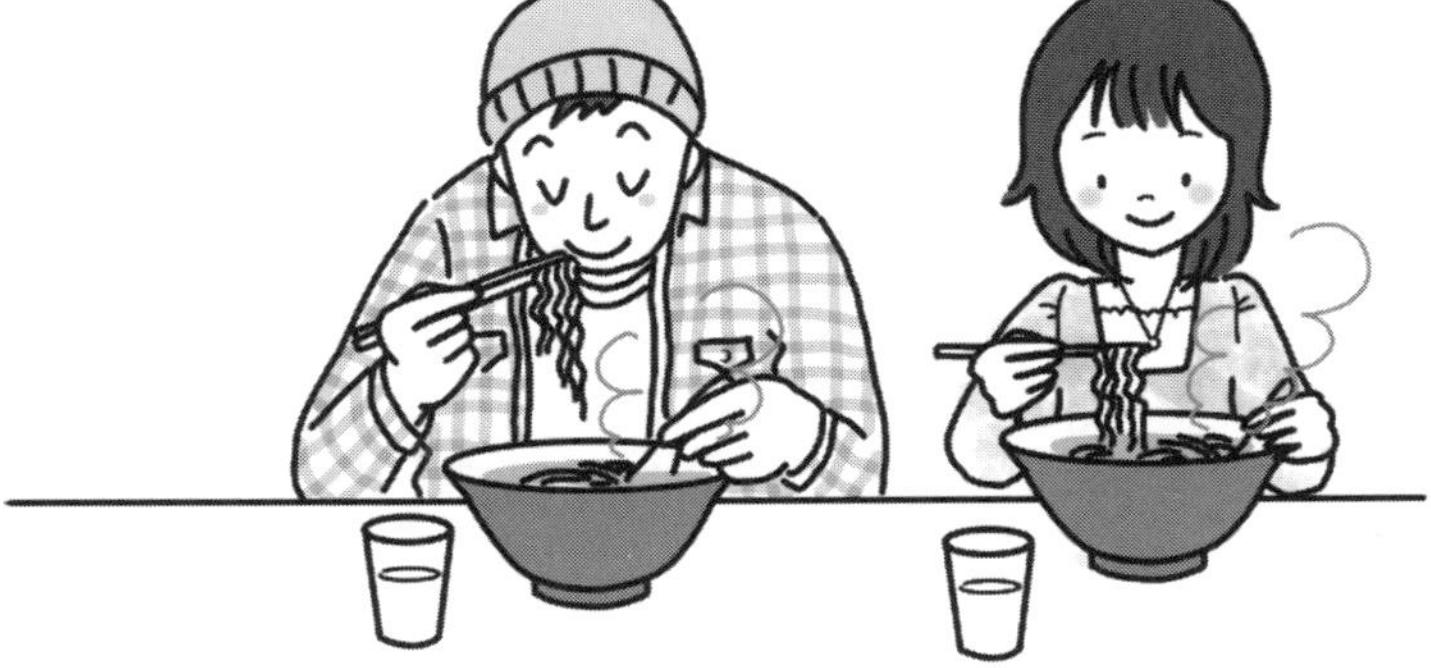

塩はカラダを温めてくれる。夏でもラーメン
を食べたがる人が多いのは、「冷えたカラダ」
の本能!?

ラーメンはもともと漢民族の食べ物で、中国の北方の人たちが食べてきたものです。塩分が多い、寒い国の食べ物なので、カラダを温める作用が大きいのです。老いも若きも、日本全国津々浦々、こんなにラーメンが大流行しているのは、みんな本能的に、冷えたカラダを温める食べ物を欲しているからだと思います。

余談になりますが、日本では四川や上海などの中華料理の店に比べて、台湾料理の店は少ないですよね。これは、亜熱帯に属する台湾の温暖な気候が、日本と大きく違うからだと私は思っています。台湾の中華料理は、一般的に塩が薄め。**塩でカラダを温める必要がない**のです。

寒くてカラダが冷えてくると、カラダに力が入り、こわばって硬くなりますよね。「冷えてくるとカラダが柔らかくなる！」という人は、まずいないでしょう。筋肉に力を入れることで、熱を産出しようとするからなのです。

水は冷えると氷になるし、肉や魚も冷凍するとカチカチになる。**「冷えると硬くなる」というのは、自然の摂理なのです。**

また、**「食べすぎ」**も、カラダを硬くします。「飽食の時代」といわれて久しいですが、現代人は本当に食べすぎています。しかも、運動不足で動かないまま、たくさん食べているわけですから、最悪です。

人体の最大の発熱器官は「筋肉」です。物を食べると、血液は胃腸に集まります。食べすぎていると、食べた物を消化・吸収するのに時間がかかりますから、全身の血液は長時間、胃腸に集まっていることになります。

ということは、筋肉を通る血液の量が少なくなり、熱が発生しにくくなってしまうわけです。そうすると体温が下がり、カラダが冷えるので、硬くなります。

反対に、**食べないでいると、筋肉を通る血液の量が増えて、体温は上がります。**ちなみに断食の最中はだいたい、体温が０・３度から０・５度くらい上がります。

食べすぎると、血液はドロドロに汚れ、体温は下がり、カラダが硬くなって、排泄機能も弱まります。百害あって一利なし――。何もいいことがないのです。

参考までに、私の普段の食生活をご紹介しておきましょう。

朝は、ニンジンジュース2杯と黒砂糖入りショウガ紅茶を1杯飲むだけ。昼は、黒砂糖を入れたショウガ紅茶2杯ですませます。そして夜は、ビール1本と焼酎1～2合または日本酒1合、それに魚介類の刺身や炒め物、豆腐、納豆などをおかずにしてご飯を一膳、みそ汁、漬け物を食べます。

46歳になるまでは、昼はとろろそばやわかめそばなどを食べていたのですが、毎日ジョギングしているにもかかわらず、カラダが重くなってきたのです。年齢とともに代謝が落ちて、消費するエネルギー量も減ってくるわけですから、太ってきたということは、食べすぎのサインでしょう。そこで、ここ10年以上、昼は黒砂糖入りのショウガ紅茶だけにしています。

週の4～5日は東京のクリニックにいて、昼の時間帯はほぼ、取材や打ち合わせの予定が入っています。訪れた人たちと話をしながら、一緒にショウガ紅茶を飲むのが、10年来の私の昼の習慣です。

このような少食で、ほとんど休日もないハードなスケジュールをずっとこなしていますが、毎日すこぶる元気です。

●「悪い姿勢」もカチカチのカラダをつくっている

私の若い頃に比べると、日本人の体型は飛躍的に「欧米化」しています。身長は高くなり、手足も驚くほど長くなっています。最近では、短足で頭が大きい若者など、探してもなかなか見当たりません。しかし、スタイルがよくなったというのに、姿勢が悪くてカラダのバランスがとれていない若者も目立ちます。脚を組んで座る、ゴロ寝してテレビを見る、横座りをする……。これらはみんな姿勢を悪くする原因になり、この「姿勢の悪さ」もまた、カラダの硬さに拍車をかけてしまうのです。

姿勢が悪いと、骨格もゆがんできてしまいます。背中が丸まっている人は背骨が曲がり、背骨が曲がれば当然、背骨とつながっている骨盤や股関節もゆがみます。**筋肉は、ゆがんだ状態の骨格をずっと支え続けなければならないので、硬くかたまった状態になってしまうのです。**そうなると当然、筋肉内を流れる血液やリンパの流れも悪くなり、カラダは冷えて、さらに硬くなります。肩コリや腰痛、生理痛などに悩まされている人は、姿勢が悪いことが根本的な原因になっていることも多いのです。

「カラダが硬い」ってどんなこと？

●「カラダの硬さ」が病気を招く！

「最近、カラダが硬くなって……」などと私たちがいうときは、一般に、筋肉や骨、関節などの柔軟性が低下して、伸ばそうとすると痛みが生じるような状態をいいます。

それは、加齢や運動不足、冷え、食べすぎなど、さまざまな要因で起こるとお話ししてきましたが、実は、**「硬いカラダ」の中で起こっていることは、外側の変化だけではない**のです。

筋肉がしなやかさを失って硬いのに、それ以外の部分は柔らかい、ということは、まずありません。なぜなら、**筋肉も内臓も、カラダの中にあるものはすべて、体内をめぐっている血液でつながっているからです。**

カラダの柔軟度が低くなってきたら、内臓も弱っていると考えて間違いありません。

◆ カラダの外側が硬いと、内側も硬くなる! ◆

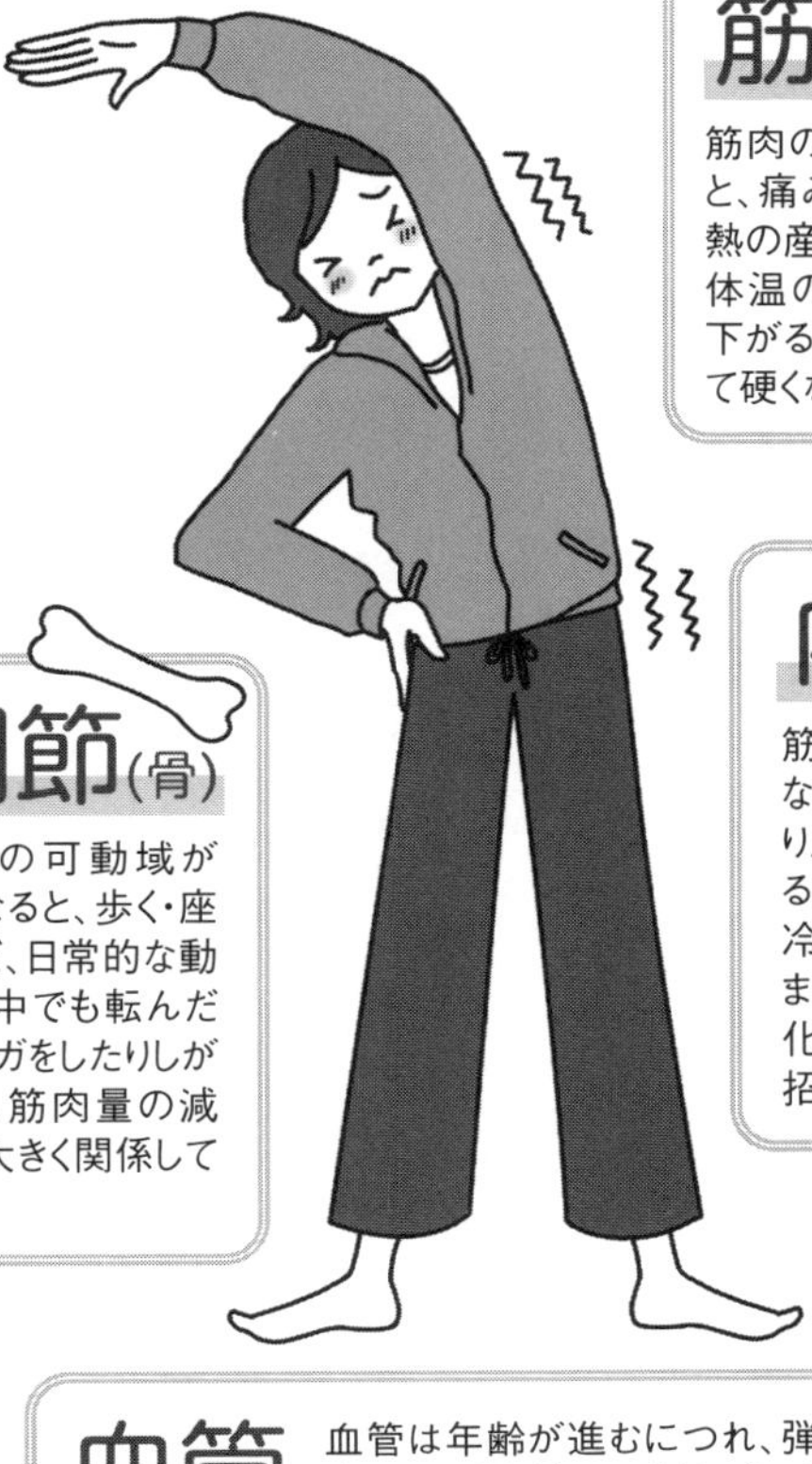

筋肉

筋肉の柔軟性が失われると、痛みを感じやすくなる。熱の産出量も減るので、低体温の原因にも。体温が下がるとカラダ全体が冷えて硬くなってしまう

内臓

筋肉や血管が硬くなると、体温が下がり血液循環も悪くなるので、当然内臓も冷えて硬くなってしまう。肝硬変や腎硬化症などの病気を招くことも

関節（骨）

関節の可動域が狭くなると、歩く・座るなど、日常的な動作の中でも転んだり、ケガをしたりしがちに。筋肉量の減少と大きく関係している

血管

血管は年齢が進むにつれ、弾力性が失われて硬くなる。血液がスムーズに循環しないと、体内の栄養分も不足し、カラダ全体が硬くなることに

つまり、脳梗塞《のうこうそく》、心筋梗塞《しんきんこうそく》、結石《けっせき》など、カラダの内部が硬くなる病気（私はこれらを「硬い病気」と呼んでいます）にかかりやすくなっているともいえます。

だからこそ、カラダの柔軟性をとり戻すには、筋肉をほぐして柔らかくするだけではなく、**カラダの内側からも温めてほぐし、柔らかくすることが大切なのです。**

それでは、「カラダの硬さ」を、**筋肉・関節（骨）・血管・内臓**に分けて説明していきましょう。

○筋肉

筋肉の柔軟性が失われて硬くなると、筋肉に備わっているセンサーが働く可動域が小さくなります。ですから、伸ばそうとしても、すぐに縮もうとする力が加わって引っ張られ、痛みを感じやすくなります。

また、硬くなると、筋肉細胞が減り、筋肉の形を保てなくなります。そこで、形をキープするために、細胞の隙間に繊維質が入り込んできます。これによって、さらに柔軟性が失われてしまうという悪循環が起こります。

体重に対する筋肉の重量は、若い男性で約45％、女性で約36％といわれています。つまり、体重の半分近くを占めているわけです。私たちの体温の40％以上は、筋肉で産出されています。筋肉は、最大の発熱器官なのです。

筋肉細胞が減っていくと、熱を産出できなくなるので、体温も低下します。体温が下がるとカラダは冷え、筋肉のみならず、血管も、内臓も、あらゆるところが硬くなってしまうのです。

◯関節（骨）

肩関節や股関節、手首や足首の関節などの可動域が狭いと、腕をまっすぐに上げられなかったり、脚を大きく開けなかったり、正座するのがつらくなったりします。しかし、これは骨そのものが硬いわけではなくて、**骨と筋肉をつないでいる腱《けん》の弾力性がなくなり、硬くなっている**のです。

腱や靭帯の弾力性が失われると、関節にも負担がかかるようになります。運動中や何かの拍子に力がかかったときなど、とっさに対応できず、転んだり、ケガをしやすくなったりします。また、股関節の可動域が狭いと、歩幅が小さくなり、転倒しやすくなります。

骨には**「加えられた力に反応して強くなる」**という性質があります。骨に外から力が加えられると、それに抵抗しようとする力が骨の内部に発生し、それに比例して骨量を増やすのです。

つまり、ウォーキングやジョギングなどの持久運動よりも、ウェイト・リフティングやダンベル運動、格闘技などのように、大きな負荷がかかったり、思いきり力を入れたりする必要がある運動のほうが、骨密度を高めるには適しているわけです（ただし、極端に激しい運動は逆効果なので注意しましょう）。

骨の状態と筋肉の状態は、ほとんど比例しています。**筋肉を鍛えると、骨も同時に鍛えられている**と考えて間違いありません。反対に、筋肉が衰えると、骨も弱くなります。筋肉が衰え、カラダが硬くなった状態では、骨量も減少して骨も衰える。健康状態をどんどん悪化させてしまうのです。

○血管

「人は血管とともに老いる」という言葉があります。若い人の血管は柔らかくて弾力がありますが、歳をとるにつれて硬くなり、弾力性がなくなってくるのです。

血管が硬くなると、その中を血液がスムーズに流れにくくなり、血行が悪くなって、カラダのすみずみにまで栄養が届かなくなってしまいます。そうなると、各細胞も栄養が不足し、水分が不足し、熱も不足するので、硬くなって老いていきます。

また、筋肉が減ってカラダが硬くなると、血圧が上がるといえます。

筋肉には毛細血管が付着していて、酸素や栄養素を供給しています。全身の筋肉の70%以上が下半身にあるので、下半身には多くの毛細血管が集まり、大量の血液が循環しています。下半身の筋肉が減ると、それに付着している毛細血管も減るので、下半身を流れていた血液は上半身へ移動することになります。上半身の毛細血管の量は変わらないのに、血液の量は増えるわけですから、当然、血圧は高くなりますよね。

若い人に高血圧は少ないのに、ある年齢になると増加するのは、加齢によって下半身の筋力が衰えてカラダが硬くなったことと、決して無関係ではないのです。

○内臓

筋肉が硬くなり、血管も硬くなれば、当然、内臓も硬くなります。つまり、**病気は硬いところから発生する**といえるのです。

内臓が最大に硬くなった状態が、肝臓が硬くなる**「肝硬変」**や腎臓が硬くなる**「腎硬化症《じんこうかしょう》」**などの病気でしょう。「肝硬変」は肝炎、脂肪肝などで肝臓の細胞が壊れてしまい、そこに繊維質が入り込んでどんどん硬くなる病気です。

◆歳をとるにつれてカラダの水分は減っていく◆

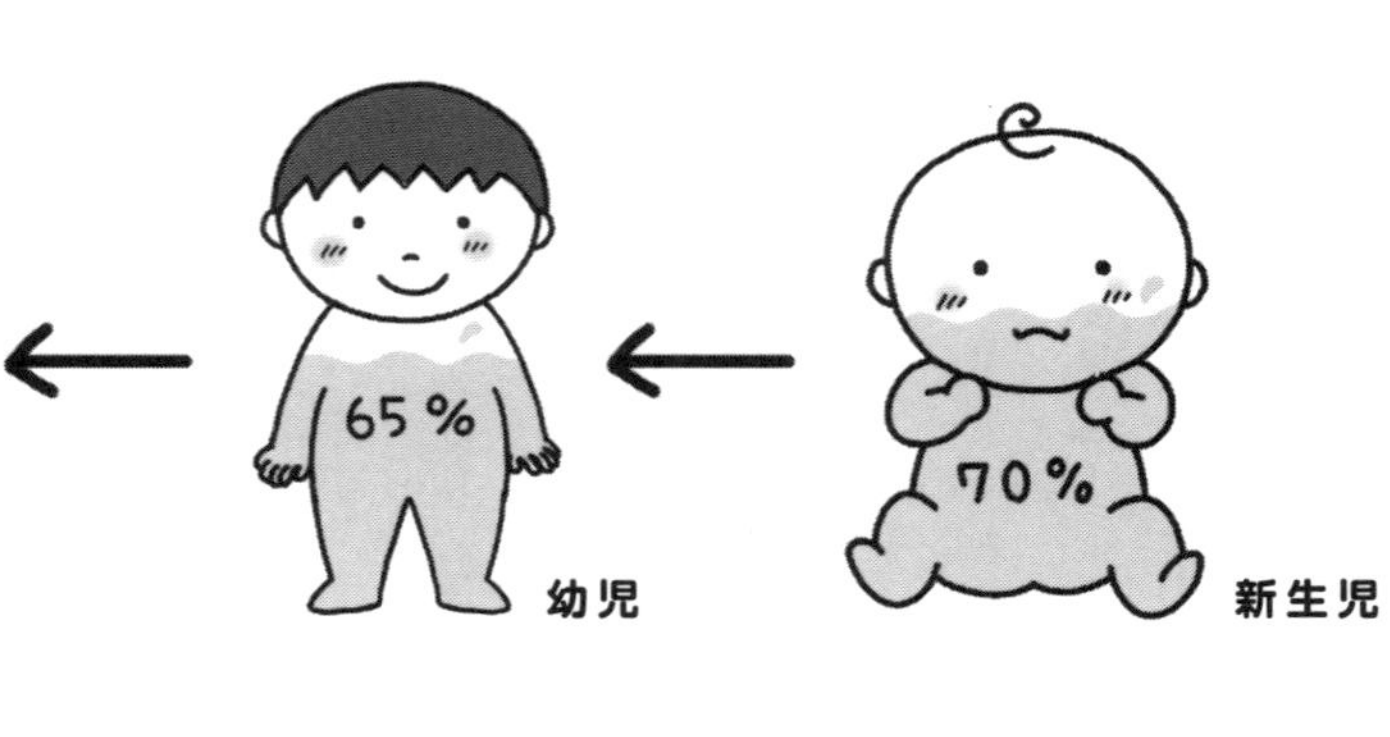

一般に、細胞の中の水分が不足すると、硬くなります。魚の干物を想像してください。一目瞭然、カチカチに硬いでしょう？

赤ちゃんのときは体内の水分が70％くらいあるのに、歳をとるにつれて50～55％くらいにまで減ってしまいます。細胞の保水力が落ちてきて、細胞の内部に水分をとり込めなくなるためです。逆に、細胞と細胞の間には、余分な水分がたまります。これが内臓を冷やすので、どんどん硬くなってしまうわけです。

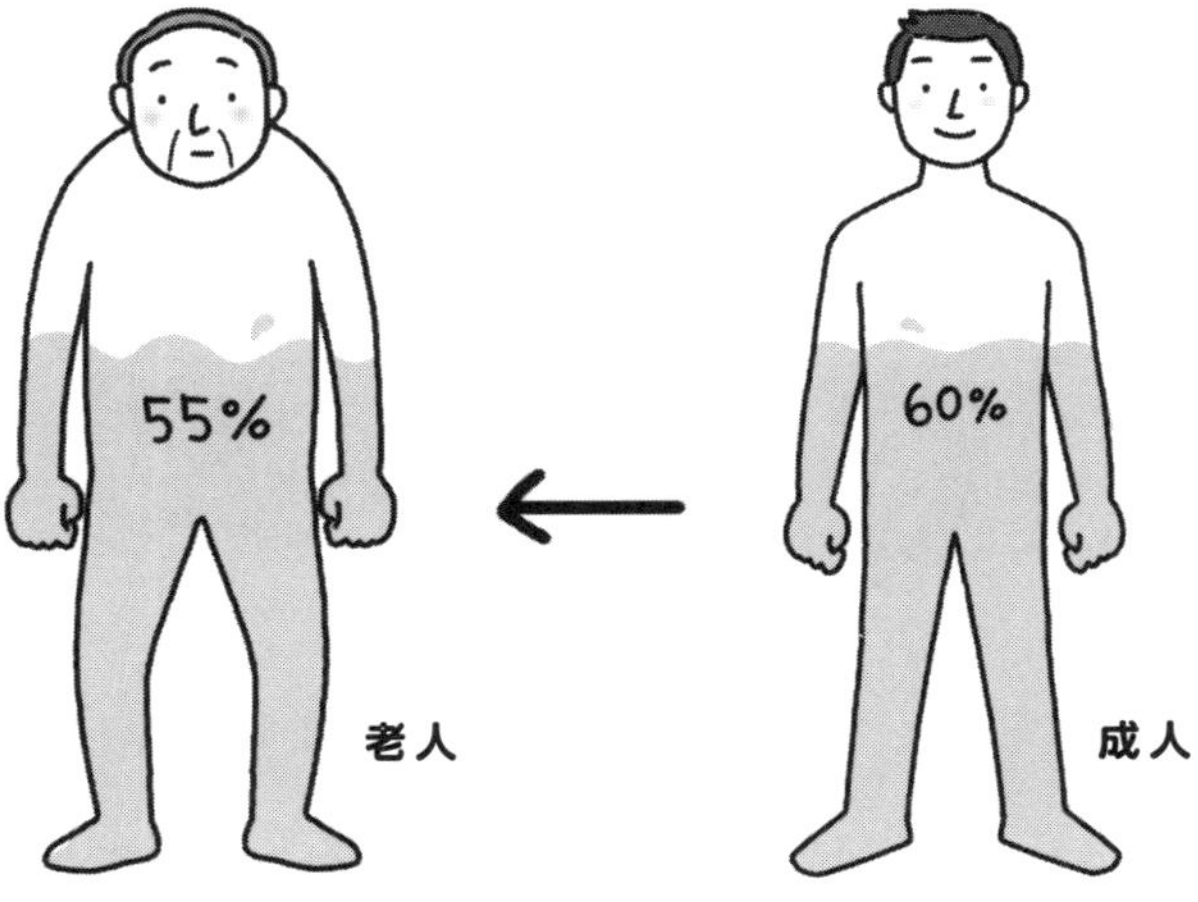

「カラダの硬さ」度をチェックしてみよう！

●あなたの本当の「カラダの硬さ」を診断

ここまで読み進めて、「同じ年代の人に比べて、私のカラダはまだまだ柔らかいから大丈夫！」と安心している方もいるでしょう。

でも、本当にそうでしょうか？　硬くなりはじめるのは、人それぞれです。外側からはじまる人もいれば、内側からという人もいます。立位体前屈をして、軽々と手が床につく人でも、実は内側から冷えが進み、目に見えない血管や内臓などが硬くなっている場合もあります。そこで、現在のあなたの本当の「カラダの硬さ」を、多方面から客観的に判断できる、簡単なチェックテストを作成してみました。該当する項目にチェックマークをつけて、その答えを集計してみてください。

イシハラ式「カラダの硬さ」チェックテスト✓

筋力チェック

- □ 両脚を揃えて立ち、前屈すると、指先が床につかない
- □ 少しの段差でつまずいたり、転びそうになったりする
- □ 目を閉じた状態で、50秒以上片脚立ちができない
- □ 歩くのが遅い、または歩幅が狭い
- □ 姿勢の悪さを指摘されたことがある
- □ 30分以上、正座できない
- □ イスに座ると、すぐに背もたれにもたれてしまう
- □ 「気をつけ」の姿勢で立っているのがつらい
- □ 立った状態で両脚を120度以上開けない
- □ 四十肩や五十肩になったことがある
- □ 腰痛持ち、またはギックリ腰になったことがある
- □ 自分は運動不足だと思う
- □ 最近、めっきり体力が衰えたと感じる
- □ 最近、疲れやすくなった

体質チェック

- □ 平熱が36.2度以下である
- □ 肥満気味である
- □ 足がむくみやすい
- □ 下痢しやすい
- □ 血圧が高い
- □ アレルギー体質である
- □ いつも下半身が冷えている

生活習慣チェック

- □ お湯に浸からず、シャワーだけですませることが多い
- □ 毎日、水を2リットル以上飲んでいる
- □ 食事は「減塩」を意識している
- □ 生野菜や冷たい食べ物が好き
- □ ついつい食べすぎてしまう

チェック☑の数が0〜5個

あなたは、かなりカラダが柔らかい人です。日頃から筋肉を鍛えているだけではなく、バランスのとれた食生活やストレスをためない生活などを心がけているのでしょう。このまま、今の状態を維持してください。加齢とともに、少しずつ筋力が低下し、カラダは硬くなってしまいます。ウォーキングや柔軟運動などは毎日続けましょう。

チェック☑の数が6〜10個

あなたは、普通程度にはカラダが柔らかい人です。特に問題はないでしょう。しかし、油断していると、筋力はすぐに落ちて「硬いカラダ」になってしまいます。〈筋力チェック〉に☑が多くついた人は、エレベーターではなく階段を使う、夜寝る前に柔軟体操やスクワットをするなど、意識して筋肉の衰えを防ぐようにしましょう。

チェック☑の数が11〜15個

あなたのカラダは、かなり硬くなっています。体力の衰えを感じるだけではなく、体調の悪さも感じているのではないでしょうか。運動して筋肉を鍛えるのはもちろんのこと、〈体質チェック〉や〈生活習慣チェック〉について項目を振り返って、カラダを温め、食べすぎないように注意しましょう。

チェック☑の数が16個以上

あなたのカラダは年齢以上に硬くなっていて、このままでは血管や内臓にも問題を生じる恐れがあります。毎日必ず10分以上、お風呂などでカラダを温めてから筋肉をほぐして鍛えましょう。冷えも進んでいるので、食生活や入浴、衣服などで徹底的に温めて。水分をとりすぎず、塩分も適度にとりましょう。

第2章

病《やまい》はカラダの硬さから

〜硬いところに病気は起こる！〜

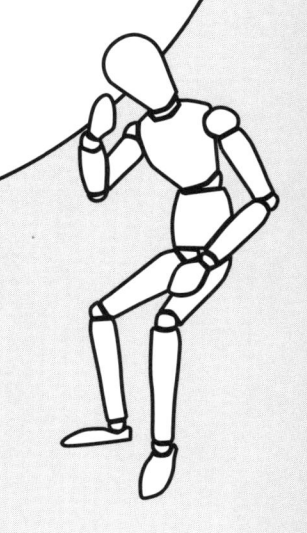

「カラダが硬い」とどうなるの？

●誰でも生まれたときは柔らかい

前章の「カラダの硬さ」度チェック、結果はどうだったでしょうか？

これまで「私は柔らかい！」と思っていた人も、チェックの数が意外に多くて驚かれたかもしれません。

でも、どんなにカラダが硬い人でも、生まれたときから硬かったわけではありません。人間は誰でも、カラダの中に水分も血液も十分にあって、それらが勢いよくめぐっている「赤《あか》ちゃん」という、非常に柔らかい状態で生まれてきます。

赤ちゃんを抱っこしたり、触ったりしたときのことを思い出してみてください。カラダ中のどこを触っても、マシュマロのようにふわふわと柔らかく、手足などの関節も、とても柔らかく、そして温かいですよね。

それが、歳をとるにつれて次第に、カラダや顔つきが硬くなり、白髪《しらが》や白斑《はくはん》、白内障《はくないしょう》などが気になる「白《しろ》ちゃん」に変わっていきます。

水が凍ると、白くて硬い氷になるように、人間もだんだん白く硬くなって死んでいく——。カラダから柔らかさが失われていくにしたがって、少しずつ死へと近づいていくのです。これは、触ってみたり、実際に動かしてみたりしてわかる「外側」の硬さだけでなく、外側からは見えない血管や内臓などの「内側」も同じです。

脳も例外ではありません。ＭＲＩで脳の断面図を撮影してみるとわかりますが、歳をとると脳もだんだん硬くなり、萎縮してきます。そのせいで、脳と頭蓋骨《ずがいこつ》の間に隙間ができてくるのです。当然、働きも衰えてきます。

血管や内臓、脳などが、実際に「硬い」のか「柔らかい」のかは、カラダの外側から見ただけでは判断できません。だからこそ、日頃からカラダに触ったり、カラダを動かしたりしてみて、皮膚が硬くなっていないか、柔軟体操をして痛むところはない

か、などをチェックし、外側からわかる「硬さ」の度合いをバロメーターにして改善していくしかないのです。

●こんなトラブルも「カラダの硬さ」が原因!?

また、カラダの硬さが原因で、さまざまなトラブルが生じることもあります。反対に、それらに悩まされているのなら、カラダが硬くなっている証拠。自覚がない人も要注意です。放置したままにしておくと、次の段階である「病気」へと進んでしまいます。では、「カラダの硬さ」が引き起こすトラブルを見ていきましょう。

トラブル1 ケガや骨折をしやすい……足腰の硬さがもつれや転倒の原因に

筋力が低下して、カラダが硬くなると、歩く、立つ、座る、中腰になるなどの動作がつらくなってきます。下半身には全身の約70%もの筋肉があるため、これが衰えて足腰が硬くなると、さまざまなダメージに見舞われやすくなるのです。

◆「カラダの硬さ」がこんなトラブルを招く! ◆

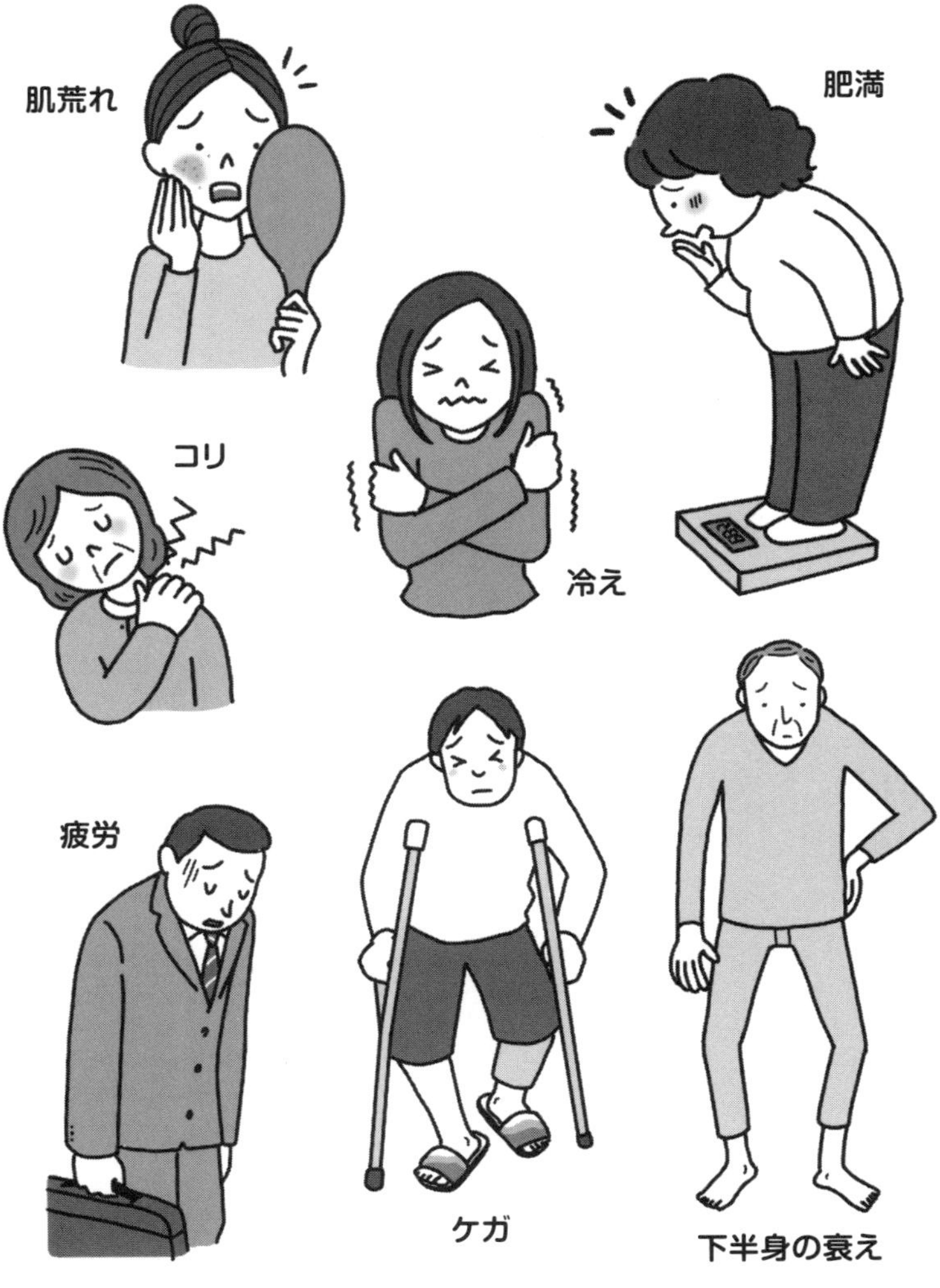

たとえば、太ももの筋肉が硬くなると、ひざ関節に負担がかかるようになり、ひざの痛みや故障を招きやすくなります。さらに、太ももの筋肉とつながっている大腰筋《だいようきん》や股関節も動かしにくくなるため、足を大きく踏み出すことができなくなり、歩幅が小さくなって、転びやすくなるのです。

厚生労働省の調査によると、**「寝たきり」**になる原因の第1位は脳卒中《のうそっちゅう》などの脳血管疾患で、第2位は高齢による衰弱、**第3位は転倒・骨折**です。転倒・骨折も、筋力が低下してカラダが硬くなり、バランスをくずしやすくなることが原因です。転倒・骨折の中でも大腿骨頸部骨折《だいたいこつけいぶこっせつ》は、寝たきりになるケースが一番多いといわれています。それ以外にも、カラダが硬いと、腕や肩を打ちつける体勢で転倒して腕や肩の骨を折ったり、転ぶときにカラダをかばって手をついて、手首のねんざや骨折に見舞われたりすることも多いのです。

転んだり、カラダのどこかをひねったりしても、柔軟度が高ければ、素早く反応して衝撃をしなやかに吸収し、大事に至らないことも多いのですが、カラダが硬いと、ふとしたことから大きなケガや骨折になってしまうこともあるので注意が必要です。

トラブル2 コリや痛みが生じる……カラダが冷えて硬くなると痛みに変わる

肩コリや腰痛、ひざ痛など、コリや痛みが生じるのは、筋力が低下し、冷えて、カラダが硬くなっているからです。

みなさんも、お風呂に入って温めると、コリや痛みが軽減した経験があるでしょう。リウマチや神経痛などに悩む人も、寒い冬場になるとカラダが硬くなり、痛みが強くなりがちです。また、夏でも冷房の効いている場所で長時間過ごすと、痛むことがあります。つまり、コリや痛みにとって「冷え」は大敵なのです。カラダが硬くなっているということは、血行が悪くなって、冷えている状態です。**コリや痛みを生じている部分を触ってみると、たいていの場合、冷えて硬くなっています。**カラダを温めて、硬く冷たくなっている部分をほぐすようにすれば、コリや痛みは軽減します。

ところで、西洋医学では、どこか痛いときには「痛み止め」の薬を使います。しかし、痛み止めには解熱作用があるものが多く、熱を下げてしまう心配があります。つまり、ますますカラダは冷えて硬くなります。痛みがあるということは、カラダが炎症を起こして治そうとしている反応。よほどのとき以外は、せっかく出ている熱を下げようとしたり、カラダを冷やそうとしたりするのはやめたほうがいいのです。

トラブル3 下半身が衰える……「尻欠ける」は生命力の減退につながる

腰痛やひざ痛、頻尿《ひんにょう》や尿の出が悪い、便秘や下痢、卵巣や子宮など婦人科のトラブル、脚がよくつる、など、下半身のトラブルや衰えが気になるのも、筋力が弱ってカラダが硬くなっていることが影響しています。

下半身の筋量が減少して、尻や脚の肉がゲッソリと落ちている状態を、私は常日頃から「まるで、乾燥剤のシリカゲルでお尻を干からびさせているようだ」ということにも引っ掛けて「尻欠ける（シリカケル）」状態と呼んでいます。

この状態は、漢方では、昔から**「腎虚《じんきょ》」**と呼ばれてきました。東洋医学でいうところの「腎」とは、腎臓はもちろん、副腎《ふくじん》や泌尿器、生殖器までを含め、生命力そのものを意味します。下半身の筋力が衰えているということは、下半身の内臓、腎臓、副腎《ふくじん》、泌尿器、生殖器の機能も低下しているということ。これらの臓器は、生命の営みに大変重要な役割を果たしているさまざまなホルモンを分泌していて、それが低下すると、健康や生命の維持が危うくなってしまいます。つまり、「腎虚」というのは**下半身全体が弱って硬くなってしまい、生命力が衰えてしまった状態**をいうのです。これを防ぐためには、日頃から下半身をしっかり鍛えて、柔軟性を保っておく必要があります。

トラブル 4 冷えやすくなる……筋肉を動かさないと熱量が減り、低体温に

人間の体熱の40%以上は、筋肉で産出されています。筋肉が衰えて硬くなり、血行が悪くなって産熱量が減ると、当然のことながら体温は下がります。

現代人のほとんどは体温が低く、カラダが冷えているのは、運動不足などが原因で

筋肉が衰えていることと深い関係があるのです。さらに、カラダが冷えると筋肉は硬くなり、血行が悪くなって、ますます熱をつくり出せなくなります。こうして、**「カラダが硬くなる→冷える→さらにカラダが硬くなる」**という悪循環がずっと続いていくのです。

これまで、人間の体温が時代によってどう変化してきたか、正確な資料が残されていないので断言はできませんが、たとえばこの50年間で、日本人の平均体温は、1度近く下がっていると思います。『医学大辞典』には今でも、日本人のわきの下の平均体温は36・8度プラスマイナス0・34度と書いてありますが、実際、そんなに高いとは思えません。私のところにくる患者さんの体温でいえば、35度台がほとんどです。

体温が1度下がると、免疫力は30%以上も低下することがわかっています。筋肉が衰えてカラダが硬くなり、体温が下がると、ガンや感染症、免疫の病気など、あらゆる病気の下地をつくることになるのです。

また、体温が下がると、血液中の糖や脂肪の燃焼が悪くなって燃え残ってしまい、高血糖（糖尿病）や高脂血症《こうしけつしょう》などの原因にもなります。

トラブル5 疲れやすくなる……血液の流れが悪くなり、疲労物質がたまる

筋肉が硬く冷えていると、筋肉の中を通っている毛細血管もカチカチになります。血管に弾力がなくなって硬くなると、血液がうまく流れていかず、血行が悪くなります。血液は、カラダが必要な栄養素や酸素を、すみずみの細胞にまで送り届けると同時に、カラダにたまっている、疲れやだるさのもとになる不要な老廃物を回収します。血行が悪くなると、この働きがスムーズにいかなくなってしまい、疲れやすくなるのです。激しい運動をすると、筋肉に乳酸菌などの疲労物質がたまって疲れますが、運動不足で筋肉を使わずにいると、これもやっぱり疲れやすくなるのです。

トラブル6 太りやすくなる……硬い筋肉は脂肪を燃やしてくれない

「以前と同じように食べているのに、最近、どうも太りやすくなってきた」という人は、

カラダが硬くなったことと関係があることも多いのです。**筋肉は動かさずにいると、どんどん硬くなって衰えてしまいます。すると代謝が落ち、脂肪が燃焼されずに蓄えられてしまうのです。**

ではなぜ、筋肉が硬いと代謝が落ちるのでしょうか。これもやはり、硬くなった筋肉が血のめぐりを悪くすることが影響しています。血液をカラダのすみずみにまで送っている毛細血管は、直径が5～10ミクロン。これはなんと、その中を流れる赤血球の直径、8～10ミクロンよりも狭いのです。

狭い毛細血管のトンネルを赤血球が進んでいけるのは、筋肉がポンプのように伸縮を繰り返して助けているから。筋肉が硬いままの状態なら、血液が毛細血管の中を通れなくなってしまうのです。

ところで、食事からとった糖分や脂肪、すでについてしまっている体脂肪などは、かなりの量が筋肉で燃焼されます。このときに必要なのが、酸素です。血行が悪くなると、酸素もうまく届かなくなります。そうすると、代謝が悪くなり、脂肪がなかなか燃えないので、太りやすく痩せにくいカラダになるというわけです。

主に脂肪を燃やすのは筋肉ですから、筋肉の量が減ると当然、脂肪も燃えにくくなり、カラダにどんどん蓄積されていくということがいえます。

また、運動不足などが原因で腹筋の量が減ってくると、お腹の中の内臓を守るために脂肪の層が厚くなってくるという面もあります。中年以降、腹部だけがポッコリと出てくるのは、腹筋が衰えていることとも大いに関係しているようです。

トラブル7 肌が荒れる……筋肉と血管の硬さが肌の新陳代謝を悪化させる

肌もカラダの一部。筋肉や血管が硬くなると、当然、肌の血行が悪くなり、新陳代謝も悪くなって、顔にも乾燥やシミ、くすみ、シワ、たるみなどのトラブルが現れてきます。

肌のすみずみにも毛細血管が走り、酸素や栄養素を肌細胞に運んでいるのですが、血行が悪くなると、それらの供給がスムーズにいかなくなるのです。また、シワやたるみは、顔の筋力が弱って、重力によって下がることも大きく関係しています。

日本人の死亡原因には「硬い病気」が多い！

●医者は増えてもガンは減らない

現代の日本人の死因の第1位は「悪性新生物」、つまり「ガン」です。お葬式に行くと、3件に1件はガンで亡くなっているという状態です。ガンは漢字で癌と書きますが、嵒＝岩という意味。外から触診できる乳ガン、皮膚ガン、リンパ節のガンなどは、実際石のように硬いものです。つまり、**ガンは悪性の「硬い病気」といえます。**

30年ほど前までは、ガンで死亡する人は約13万人でした。この30年で、ガンに関する研究はとても進んだといわれています。医師の数も、当時の約13万人から約28万人に増えています。ところが、研究が進み、医師の数も倍以上になったというのに、平成18年にガンで亡くなった人は約33万人。どんどん増えているのです。

現代医学で、ガン治療は、手術をしたり、放射線をかけたり、抗ガン剤を使ったり、

死因順位別・死亡数（平成18年）

	死因	死亡数
第1位	悪性新生物	329,198人
第2位	心疾患	172,875人
第3位	脳血管疾患	128,203人
第4位	肺炎	107,189人
第5位	不慮の事故	38,145人
第6位	自殺	29,887人
第7位	老衰	27,745人
第8位	腎不全	21,182人
第9位	肝疾患	16,248人
第10位	慢性閉塞性肺疾患	14,341人

主な死因別に見た死亡率の年次推移

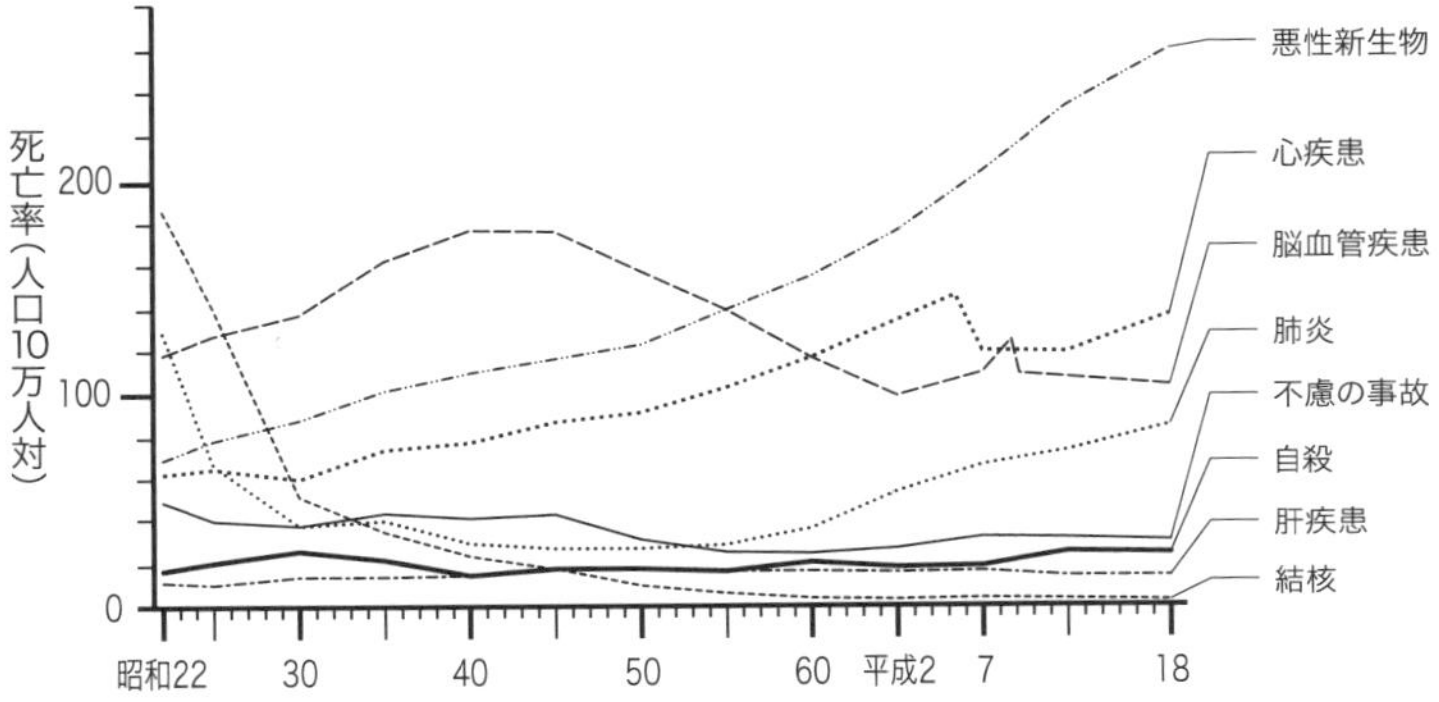

（上の表、下のグラフとも厚生労働省「平成18年 人口動態統計」より）

とさまざまです。これらは短い時間の範囲で考えると、効果が上がっているのかもしれませんが、長い目で見るとあまりうまくいっていません。だって、患者の数は確実に増えているのですから……。

とにかくまず、ガンには「ならないようにする！」。これだけが、確実にいえることです。

●心筋梗塞も脳梗塞も「硬い病気」

死亡原因の第2位は「心疾患」、その多くが**「心筋梗塞《しんきんこうそく》」**です。これは、戦前にはほとんどなかったのに、どんどん増え、平成18年には約17万人になっています。

心臓は4つの部屋に分かれていますが、このうちの左心室から大動脈を通って、全身に血液が出ていきます。しかし、心臓自体も動かなければいけないので、出ていった血液の一部は、心臓の筋肉を養うため、またすぐに戻ってきます。この筋肉の中の血管の走り方が冠のように見えるから冠動脈《かんどうみゃく》というわけです。

この冠動脈が動脈硬化を起こして細くなり、心臓の筋肉に十分に血液が行かなくなると、心臓が締め付けられるように苦しくなるのですが、これが**狭心症**《きょうしんしょう》です。そして、いよいよ冠動脈に血栓が詰まると、そこから先に栄養が行かなくなって、筋肉が壊死《えし》してしまう。これが心筋梗塞です。冠動脈血栓症《けっせんしょう》、または虚血性《きょけつせい》心臓病ともいいます。これらもまた、**血管が硬くなり、血栓ができる。やっぱり「硬い病気」ですね。**

そして、３番目に多いのは「脳血管疾患」です。30年前は死因の第1位でしたが、今は減っています。中でも「脳出血」で亡くなる人が多かったのですが、これはどんどん減っていて、代わって「脳梗塞」が増えています。**脳梗塞もやはり、脳の血管が硬くなり、血栓ができて詰まる病気です。**

●肺炎の陰に、抗ガン剤あり

死因の第４位は「肺炎」。これは、最近増えています。亡くなるのはだいたい、抵抗力が弱っている老人です。そうでなければ、抗ガン剤治療をしている人か、リウマチやぜんそくなどでステロイドホルモンを投与されている人が多いようです。

ガンを手術でとった後、医者はよく「念のため、抗ガン剤も使いましょう」といいますが、これがくせ者なのです。抗ガン剤はもちろん、ガン細胞をやっつけてくれますが、正常な細胞も攻撃します。だから、髪が抜ける、口の中がひどく荒れる、胃がやられる、などの副作用があります。

しかも、カラダの中で最も抗ガン剤にダメージを与えられるのが、白血球なのです。本来、白血球はガンを攻撃するのに、今度はその白血球を抗ガン剤がやっつけてしまうというのですから、おかしな話です。これをおかしいと思わないほうがおかしいのに、なぜか、「思わない」という人がいて、そのほとんどが西洋医学のお医者さんなのです。困ったものだと思いませんか？　というわけで、肺炎で亡くなる人のかなりの数は、抗ガン剤によって免疫が落ちて亡くなっているケースが多いのです。それから、ステロイドホルモンもやはり、白血球を減らして免疫力を弱めます。

●男性は女性に決してかなわない!?

死因の第5位は「不慮の事故」で、第6位は「自殺」です。自殺する人の75％は男性だといいますから、男は心理的にも肉体的にも本当に弱いのです。瞬発力はあっても、持久力がない。マラソンも、もし200㎞を走らせたとしたら、絶対に女性のほうが勝つと思います。平均寿命も、男性より女性のほうが長いですよね。

私のクリニックにやってくる人も、男性は無口な人が多いのですが、女性は本当によくしゃべります。私をホストか何かと勘違いしているのか、診察が終わってもなかなか離れてくれません。同じことを違う角度から何度でも質問してきたり、どうかすると自分の病状だけじゃなく、ご主人や子ども、はたまた妹のダンナさんの病気のことまで相談してきます。男性なら3分ですむところも、女性は30分かかります。それで診察代は同じですからね。今度、男性料金と女性料金の差をつけようかと思っています(笑)。

それは冗談にしても、とにかく、男性は女性にはかないっこありません。私のように、女性に対しては「勝たない、勝てない、勝ちたくない」の「非核三原則」ならぬ「非勝三原則」をモットーにして生きていくことに越したことはありません。

●内臓が硬くなる腎硬化症や肝硬変

さて、死因の第7位は「老衰」です。第8位は「腎不全」で、第9位は「肝疾患」。腎臓や肝臓は、病気が慢性化すると、細胞が壊されてそこに繊維質が増生してくるので、硬く小さくなります。腎不全は「**腎硬化症**《じんこうかしょう》」となり、肝炎が長引くと「**肝硬変**《かんこうへん》」になります。どちらも、文字通り「硬くなる」病気ですね。

第10位は「COPD」という病気で、「慢性閉塞性肺疾患《まんせいへいそくせいはいしっかん》」といいます。「肺気腫」、「慢性気管支炎」ともいいますね。肺の中には肺胞《はいほう》という小さな袋がたくさんあるのですが、この肺胞を仕切る壁には、弾力性があります。この弾力が、歳をとるごとに失われてきて、硬くなり、吸い込んだ息を吐けなくなる病気です。

こうして見ていくと、**日本人の死因の第1位から第10位までのうち、実に半分以上がカラダのどこかが「硬くなる」**病気です。しかも、上から3番目まではすべてそうですから、驚きですね。

病気とはいえない「不慮の事故」と「自殺」と「老衰」を除くと、全7種類の病気のうち、6種類が硬くなる病気なのです。

人間の病気というのは、血の循環が悪いところ、冷たくて硬くなっているところに起きやすいということがおわかりいただけると思います。

ですから、乳房が冷たくて硬い人は乳ガンになりやすいし、胃のあたりがいつも冷たくて硬い人は、胃炎や胃潰瘍《いかいよう》になりやすいといえますので注意しましょう。

死因の10位内に入っていない病気の中にも、カラダのあちこちが硬くなる病気はいろいろあります。

膠原病《こうげんびょう》やリウマチ、強皮症《きょうひしょう》などは、その典型的なもの。胆石や尿路結石、子宮筋腫など、体内に硬い物体ができる病気もあります。

今、日本の医療費は年間30兆円を超えています。それだけの大金を投じているのに、病気は全然減っていない。これでは、「西洋医学は何をやっているのか！」といわれても仕方ありません。病気を減らすために求められているのは、ただカラダに現れた症状を抑えるだけの対症療法ではなく、どうすれば病気が治るのか、病気の原因は何なのかについて、根源的に取り組むことではないでしょうか。

今の西洋医学では、たとえば、「食事と病気の関係」をあまり重要視していないように思います。人間は食べることで生命を維持しているわけですから、これはとてもおかしなことです。

東洋医学では、「食が血となり、血が肉となる」「万病一元《まんびょういちげん》（すべての病気は血液の汚れから）」などといいます。私たちは食べたものを、胃腸を通して血液にし、その血液で全身を養います。だから、血が汚れると病気になるのは当然のことで、その血液を汚さないための食べ方というのが、病気を治す根本にあるべきだと思います。

筋肉や血管、内臓などが硬くなっているカラダもまた、血のめぐりが悪く、血が汚れています。効果的な食事や運動で硬さをほぐして柔らかくしていくことは、全身の血液をきれいにしていくことにもつながるのです。

カラダを硬くする「10の要因」はこれだった！

カラダが硬くなると、そこから病気が生じやすいことがわかりました。

では、カラダを硬くするそもそもの要因は何なのかを、ここでしっかり整理して、考えてみることにしましょう。そこから逆説的に、硬さをほぐして柔らかくするにはどうすればいいのかが見えてくるはずです。

要因1 **運動不足**……病気になるのは人間とペットだけ

カラダを硬くする第1の要因は、何といっても**運動不足**です。昔の日本人は、日常生活の中で今よりずっとカラダを動かしていました。「脚」が第一の移動手段でしたから、とにかくよく歩きました。

それが今では、1日の平均歩行数が、20～30代の男性で約8500歩、女性では約7000歩という状況です。

健康のためには「1日1万歩を目標に！」といわれていますから、意識的にウォーキングする時間でもとらない限り、普通に生活していたのでは全然足りません。

また、昭和30年代の中頃までは、電気洗濯機や電気掃除機などはなく、家事も重労働でした。それが、電化製品が普及するなど、生活がどんどん便利になるにつれて、家事もラクになり、日常生活の中でカラダを動かす機会が減ってきました。

さらに、パソコンが普及し、会社でもイスに座りっぱなしで仕事をする人が増えました。家でも外でも、動かないで事が足りてしまいます。

しかし、**カラダを動かさずにいると当然、筋肉は衰えて減り、硬くなります。筋肉が減るということは血行が悪くなり、体熱の産出量も減りますから、体温が下がります。**体温が下がると、血液中の余分なコレステロールや脂肪、糖分、尿酸などを燃焼できなくなり、血が汚れてきます。血が汚れてくるとますます血行が悪くなり……と、悪循環が続いてしまうのです。高脂血症や高血糖《こうけっとう》（糖尿病）が発生しやすくなり、さ

らに動脈硬化や心筋梗塞、脳梗塞などの「硬い病気」にもかかりやすくなります。

私はほぼ毎日、伊豆の山道を走っていますが、そのとき、よくタヌキなどの野生動物を見かけます。野生の動物には、心筋梗塞や高血糖などの病気はありません。なぜなら彼らは、常に身体を動かしていて体温が高いし、いつもお腹を空かせています。この2点で、病気にならないのです。病気するのは人間とペットだけです。運動不足で体温が下がり、それなのにたっぷり食べています。野生動物と正反対の生活です。

要因2 冷え……温かい3つの臓器には、ガンが起こらない

長時間寒いところにいると、筋肉が硬くこわばってきます。よく温まったお風呂上がりに柔軟体操をするのと、芯から冷えている状態でするのとでは、どちらのほうがカラダを柔らかくするかを想像するとわかるでしょう。

また、歳をとって、血管や内臓も硬くなると、ガンや心筋梗塞、脳梗塞、腎硬化症《じんこうかしょう》、肝硬変などの病気にかかりやすくなります。これらの「硬い病気」は全部、

冷えが大きな原因です。

人間のカラダはどこでもガンができますが、実は、3か所だけできないところがあります。1つめは心臓。いつも動いていて、体温が高い臓器です。**2つめは脾臓《ひぞう》。**赤血球を集める場所で、ここも体温が高いのです。**3つめは小腸。**「小腸ガン」というのは聞いたことがないでしょう。あまり動かなくていつも冷たい大腸にはガンができやすいのですが、消化のためにいつも動いている小腸は温度が高くて、ガンはできないのです。

体温が1度下がると、代謝は12％落ち、免疫力は30％も落ちるといわれています。体内で行われている、健康と生命を保つための化学反応はすべて、体熱によって営まれているのですから、冷えて体温が下がると、さまざまな症状や病気が発生してくるわけです。

カラダを冷やす原因としては、運動不足や食べすぎ、カラダを冷やす食生活、冷房、シャワーですませる入浴法、ストレス、化学薬品の飲みすぎなどが考えられます。

要因3 食べすぎ……血液が胃腸に集中すると筋肉の動きが減る

食べすぎもまた、カラダを冷やして硬くします。**お腹いっぱい食べると、全身の血液が胃腸に集まって消化・吸収のために働きますから、筋肉では血液不足になって熱の産出が減り、体温が下がるのです。**また、血液中には、過剰なコレステロールや脂肪、糖分、尿酸などがどんどん増え、それらを燃焼しきれなくなると、血液が汚れます。そうなると血行が阻害され、さらに冷えて、カラダが硬くなるのです。

現代の日本人の労働量や運動量では、1日に3食は多すぎます。最近、よく話題になる「メタボリックシンドローム」は、高脂血症、高血糖、高血圧、高体重（肥満）で、全部に「高」がついています。これは、食べすぎだということにほかなりません。

人間のカラダは面白いもので、**吸収は排泄《はいせつ》を阻害する**ようにできています。つまり、食べれば食べるほど排泄は悪くなるし、食べずにいると排泄がよくなるのです。

それが顕著に現れるのは朝です。朝起きたときは、前日の夕食を食べたきり、睡眠中はずっと何も食べていません。だから、排泄力が旺盛なのです。吐く息は臭いし、目ヤニが出たり、尿が濃くなったりします。これは、血液の汚れを捨てて、血をきれいにしようとしているのです。それなのに、朝からたくさん食べると、これらの排泄がぴたっと止まってしまい、血は汚れたまま。朝は排泄の時間帯ですから、お腹が空かなければ食べないほうがいいのです。「高」がいっぱいつくメタボリックシンドロームが気になる人も、朝食は抜いたほうがいいでしょう。

要因4 カラダを冷やす食生活……冷えて硬くなる食品に要注意

よく「酢を飲めば、カラダが柔らかくなる」などといわれたものですが、特に根拠はないようです。肉や魚介類などは、酢につけておくと柔らかくなりますから、そこからきたのかもしれません。

「食べすぎ」のほかにも、食生活で、カラダを硬くする要因はあります。代表的なのは、カラダを冷やす食べ物を多くとることです。漢方医学では２０００年も前から、食べ

ると カラダを温める **「陽性食品」** と、カラダを冷やす **「陰性食品」** に分けて、病気の予防や治療に役立ててきました。基本的に、**「赤・黒・橙」の食べ物はカラダを温め、「白・青・緑」の食べ物はカラダを冷やす**とされています。

水はもちろん、お茶やコーヒー、ジュース、牛乳などの飲み物、バナナやパイナップル、カレーなど南方の食べ物、白砂糖や化学調味料などの白い食べ物、パンやバター、マヨネーズなどの柔らかい食べ物、生野菜などは、カラダを冷やして硬くするので、食べすぎないように気をつけましょう。

また、**塩分を制限しすぎるのも、カラダを冷やして硬くしている原因です。**

塩はカラダを温める「陽性食品」。東北地方の人たちが塩分をたくさんとってきたのは、厳寒の冬を乗り切るための知恵だったのです。それを、「東北の人に高血圧や脳卒中が多いのは塩分のとりすぎが原因」などと騒ぎ出して、全国的に減塩運動が盛んになりました。しかし、塩分を制限しても、高血圧は減っていませんし、脳梗塞も増えています。体内に必要な約１００種類ものミネラルを含む自然塩は、健康にいいことはあっても悪いことはないはず。いたずらに制限するのはよくありません。

イシハラ式「冷」「痛」「水」の三角関係図

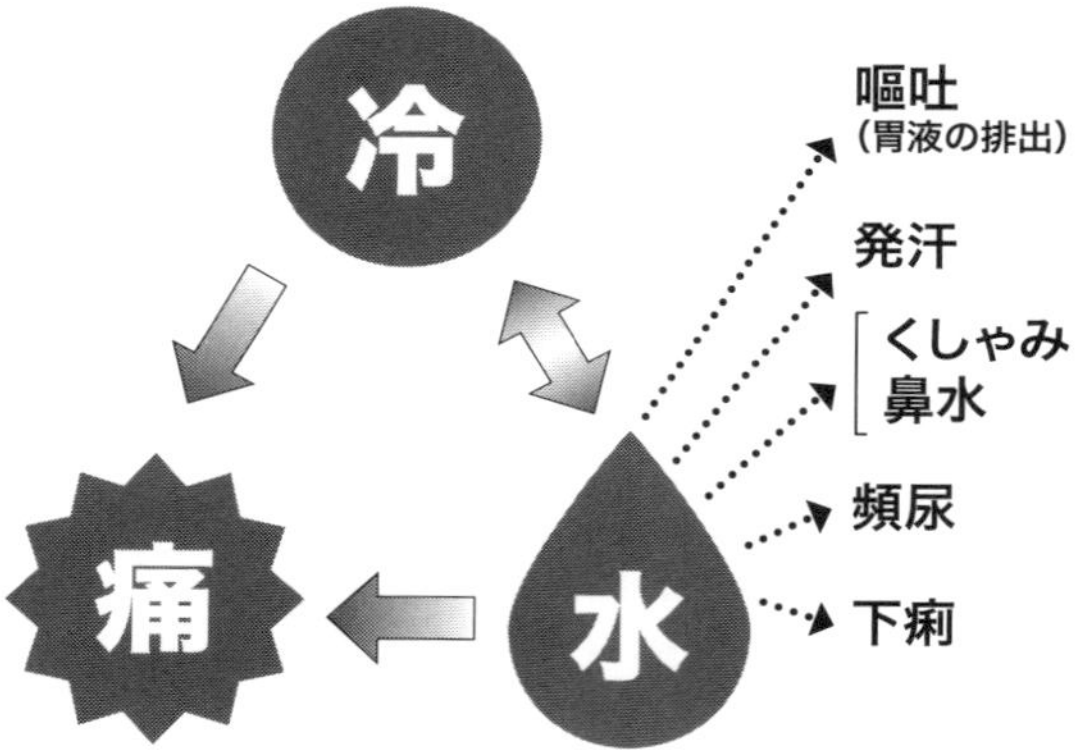

要因
5

水分のとりすぎ……水の多飲には代謝促進もダイエット効果もない

人間のカラダの60〜70％は水分でできています。生命を維持するために、水分は欠かせないものですが、何事も「過ぎたるは及ばざるがごとし」です。**冷たい水をガブガブと大量に飲むと、カラダは冷えて硬くなり、排出できずに体内にたまった水は、漢方でいうところの「水毒《すいどく》」を引き起こしてしまいます。**

体内に水がたまって過剰になると、水には冷やす作用がありますから、体内の熱はどんどん奪われていきます。そして、冷えて硬くなった部分には痛み（病気）が生じるのです。前ページの「冷・痛・水の三角関係」の図をご覧ください。「冷」「痛」「水」の3つは、互いに深く関係しています。たとえば、雨が降るとカラダが冷えて硬くなり、腰痛や神経痛などはひどくなりやすいものです（水→冷→痛）。また、寝冷えをすると下痢をしたり、冷房などで冷やされて頭痛が起こったり、嘔吐したりするのも同じ反応です。

つまり、水分を過剰にとりすぎると、それがカラダを冷やして硬くし、コリや痛みを生じさせ、リウマチなどの「硬い病気」も招いてしまうのです。運動や入浴、サウナなどでたっぷり汗をかいてから水を飲んだり、3章で紹介する陽性の飲料で適度に水分を補ったりするのであれば心配ありませんが、運動不足の人や冷え症の人などは「毎日必ず、水を2リットル飲むこと」などの健康法を鵜呑《う》みにしてはいけません。

要因6 細胞の乾燥……水分が細胞に吸収されないとカラダは干物状態

カラダを硬くする要因のひとつには「乾燥」もあげられます。先ほど「要因5」で「水を飲みすぎてはいけない」といったことと一見、矛盾するように思う人もいるかもしれませんが、水を飲みさえすれば、体内に十分な水分が行き渡って、乾燥が防げるというものではないのです。

確かに、カラダが硬くなるという現象は、骨や筋肉、血管、内臓などから水分が失われ、乾燥した状態です。魚を乾燥させたら干物になるし、切り花を乾燥させたらドライフラワーになる――。どちらも、みずみずしさを失って硬くなっています。私たちのカラダも、乾燥して干物やドライフラワーのような状態になっては大変です。

しかし、この「乾燥=硬さ」を防いで、改善するには、水分をたくさんとればいいという単純なことではありません。

口からとり入れた水分は、胃や腸から吸収されて、血液の中に入り、最終的に全身の細胞に吸収されていきます。ただし、「要因5」でも説明したとおり、水はカラダを冷やします。胃腸が冷えると、その働きが低下して、血液への吸収が悪くなり、ちゃんと吸収されなかった水分は、胃袋や腸管の中にたまってしまうのです。

それでなくても現代人は、運動不足や食べすぎなどが原因でカラダが冷えています。

これは、臓器や組織、細胞などもすべて冷えているということ。そうすると、胃腸からの吸収が悪くなるだけではなく、全身の細胞まで運ばれたとしても、細胞内に水分が吸収されず、皮下の細胞と細胞の間に水分がたまってしまうのです。

みずみずしく、しなやかなカラダを保つには、筋肉や内臓、組織などの細胞内に十分な水分が必要なのであって、胃袋や腸管、皮下の細胞間などにたくさんたまっていても、さらにカラダを冷やすなどの害になるだけです。

細胞内に水分を吸収できないと細胞は乾燥し、カラダは干物やドライフラワーのように硬くなってしまいます。

細胞が乾燥してくると、カラダは「水分をほしい！」というサインを出し、それがのどの渇きなどになるので、水をガブガブ飲んでしまうことにもなりかねません。しかし、細胞が水分を吸収できない以上、乾燥は進むばかりです。

血液内の水分を細胞内に十分に吸収させるには、まず、体内にたまった余分な水分をどんどん排出させること。通常、体内の水分の大部分は、「腎」から尿として排出されています。「腎」を強化することこそが、細胞の乾燥を防ぐために大切なのです。

要因7 ストレス……緊張が弛緩に勝ると体内機能が低下する

現代社会はストレス社会ともいえますが、ストレスもまた、カラダを硬くする大きな要因のひとつです。

誰でも、緊張すると、カラダが硬くなるでしょう。ストレスを感じると交感神経が緊張し、副腎髄質から出るホルモン、アドレナリン、ノルアドレナリンなどの分泌が高まります。これらのホルモンが血管を収縮させ、血行が悪くなって体温が下がるので、筋肉などが硬くなるのです。体温が下がると、血液中に糖やコレステロール、中性脂肪、尿酸、赤血球、フィブリン（血液凝固を促すタンパク質）などの老廃物もたまってくるので、血液が汚れ、高血圧や心筋梗塞、脳梗塞などの「硬い病気」を引き起こしやすくなります。また、交感神経が優位に働くと、副腎皮質からの分泌が高まるコーチゾールというホルモンが、白血球の中のリンパ球を溶解してしまうので、免疫力が低下し、病気にかかりやすくなってしまいます。

要因8 悪い姿勢……カラダがゆがんだ状態でかたまり、代謝も悪化

「姿勢」というものは、立つ、座る、机に向かうなど、日常生活を送っていく中で身についていくものです。悪い姿勢の「クセ」をつけてしまうと、長い年月をかけて少しずつ骨格がゆがみ、それを支える筋肉も硬くなり、バランスの悪い状態でカラダがカチカチにかたまってしまいます。また、筋肉が衰えることで骨格がゆがみ、姿勢が悪くなっていくこともあります。いずれにせよ、そうなると血行も悪くなり、カラダ全体が冷えて、ますます硬くなってしまうのです。

要因9 老化……細胞や内臓は衰えるが、筋力維持は自分次第

赤ちゃんから幼児、成人、老人と、歳をとっていくにつれて、カラダが硬くなってしまうのは、当然といえば当然です。カラダが老化してくると、細胞の乾燥や酸化が

進み、血行も悪くなって体温が下がり、内臓も衰えてきます。免疫機能にも異常が生じてきます。皮膚のシミやたるみ、白髪や抜け毛、老眼や白内障などの目の衰え、精力減退、肺活量の低下、心機能の低下、痴呆《ちほう》などの老化現象が進んでくるのです。

しかし、**筋肉は何歳になっても、鍛えれば増やすことができます。**しなやかな筋肉を増やすことで老化を遅らせて、カラダを柔らかくすることは可能なのです。

要因10 遺伝……生活習慣の改善でかなり克服できる

生まれつきカラダの硬い人と柔らかい人はいますから、もちろん「遺伝」や「体質」という要素も無関係ではないでしょう。しかし、生活習慣が乱れることで悪い遺伝子が作用するという面は大きいと思うので、遺伝で何でも片付けてしまうのは、賛成しかねます。私は、遺伝や体質よりも、ここまで挙げてきた生活習慣のほうが要因としては大きいと考えます。

第3章

今日から実践！

こんな習慣が「カラダの硬さ」をみるみるほぐす！

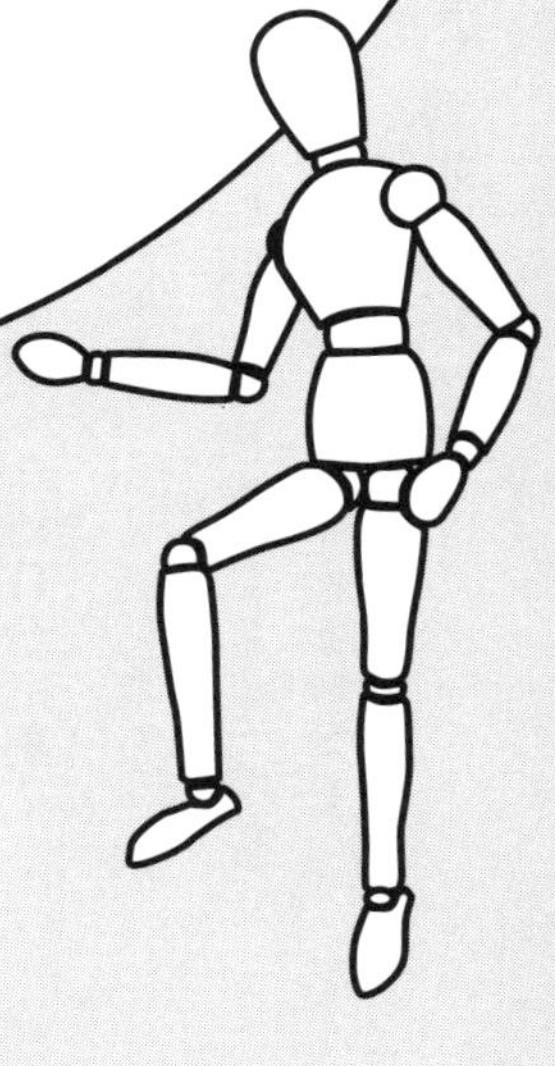

「軽い運動」でほぐす

ストレッチ……硬くなった筋肉を柔らかく、しなやかにする

筋肉は本来、しなやかに伸びるものです。しかし、普段からあまり筋肉を使わない生活を続けていると、縮んで硬くなってしまいます。ストレッチは、これをほぐして柔らかくするのに効果的。筋肉がほぐれると、筋肉が動かす関節もなめらかに動くようになります。また、血行がよくなって、酸素や老廃物の運搬もスムーズになり、代謝もアップします。**ストレッチを行う際のポイントは、呼吸。**筋肉を伸ばすときに、伸ばす筋肉を意識しつつゆっくりと吐きましょう。無理に動かしたり、反動をつけたりせず、「気持ちいい」と感じる範囲で行ってこそ、効果が期待できます。

毎日続けてみるみる元気に！

◆ イシハラ式 カラダほぐし10分体操 ◆

●カラダほぐし10分体操は88ページまで続きます。

① 体側を伸ばす

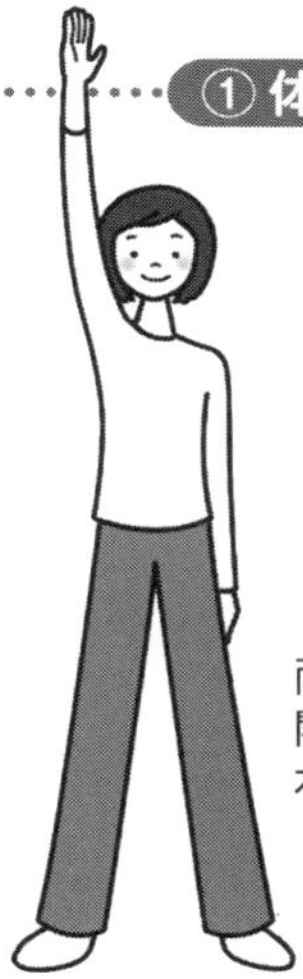

両脚を肩幅に
開いて立ち、
右手を上に上げる

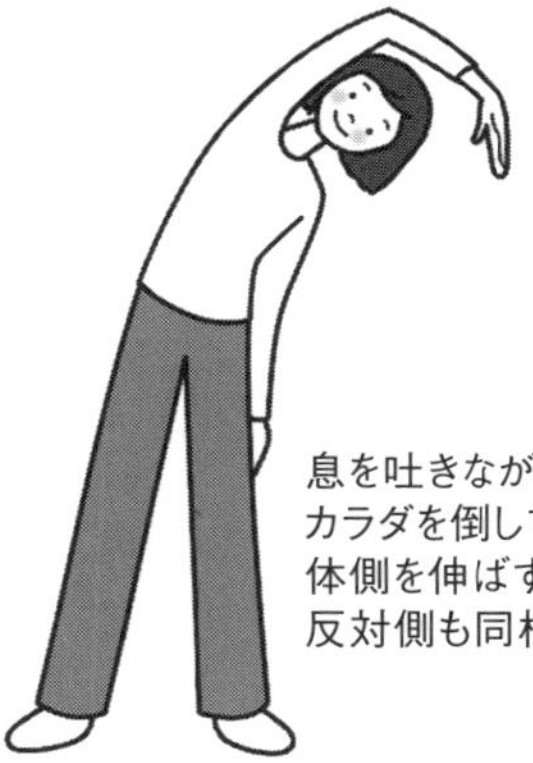

息を吐きながら左に
カラダを倒して
体側を伸ばす。
反対側も同様に

② 立って前屈する

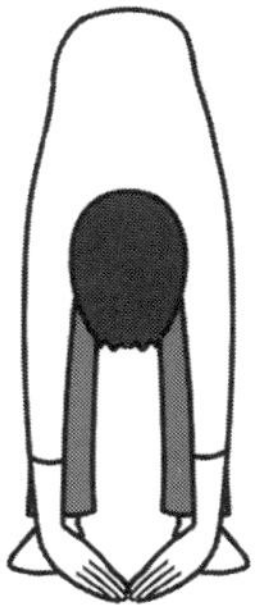

両脚を肩幅に開いて立ち、
ゆっくりと両手とカラダを前に倒す

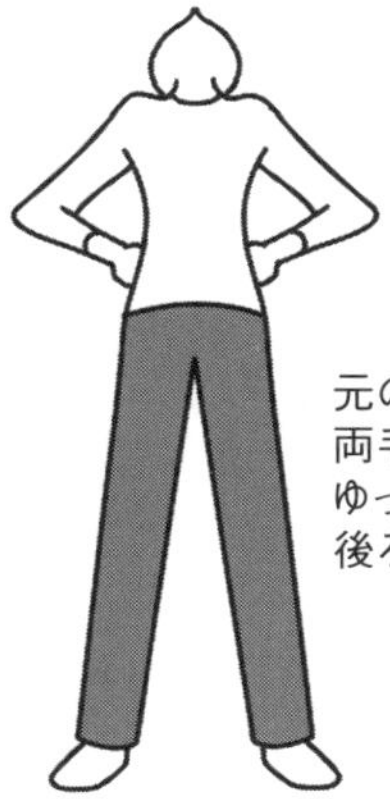

元の姿勢に戻り、
両手を腰にあてて、
ゆっくりとカラダを
後ろに反らす

③肩回し

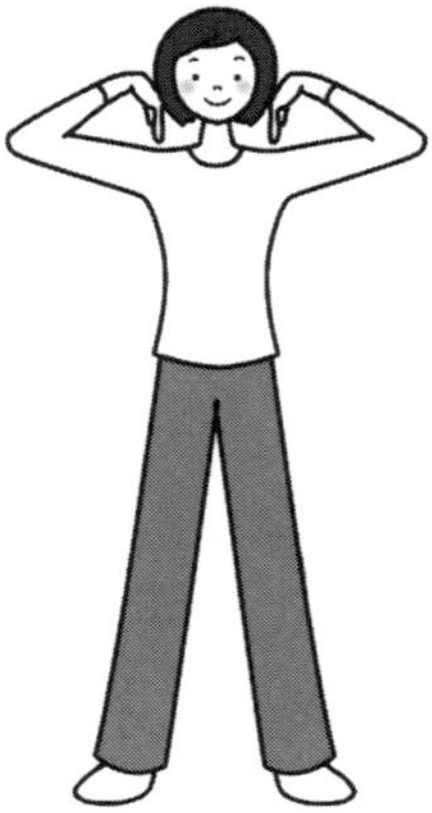

両手を肩につけて、両腕を
前→上→後ろ→下→前
の順に大きく回す。逆方向にも回す

④アキレス腱を伸ばす

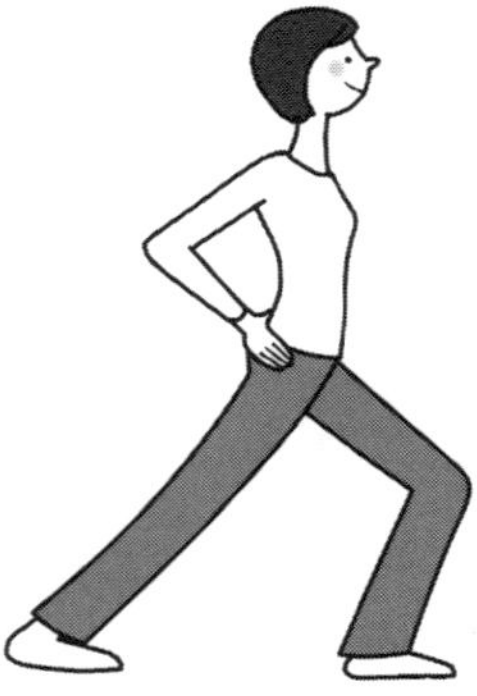

左脚を前にして脚を前後に開く。
左脚に重心を移動させ、右脚を伸ばす。
反対側も同様に

⑤ひざの屈伸・ひざ回し

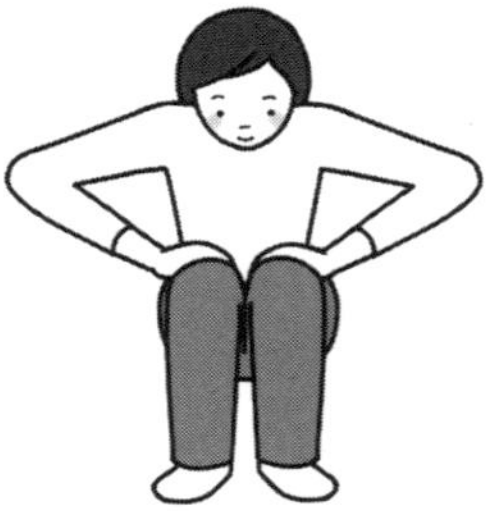

両脚を揃えて立ち、両手を両ひざにつけ、
ひざを大きく曲げて屈伸する

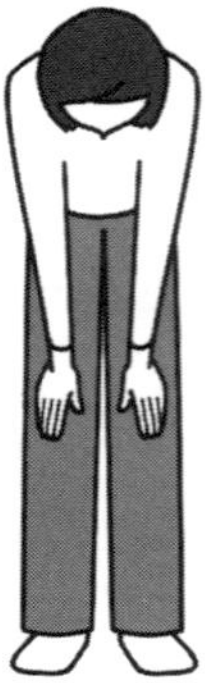

ひざを伸ばして立ち、
両手で両ひざを
後ろへ軽く押す

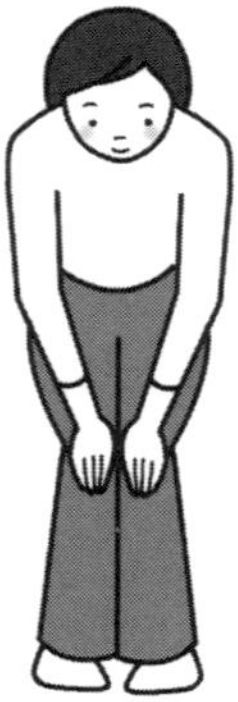

両手を両ひざにつけ、
ひざを大きく回す。
逆方向にも回す

⑥脚の内側を伸ばす

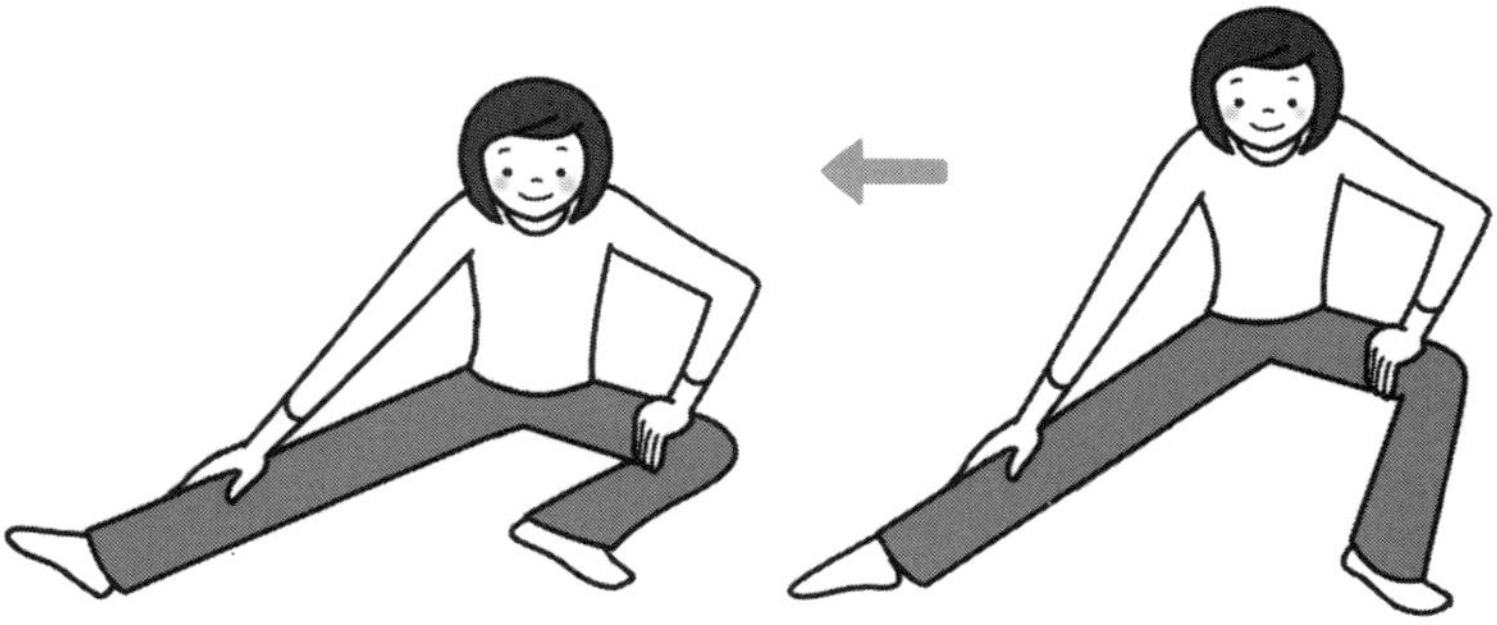

さらにカラダを沈み込ませて、
右脚の内側を深く伸ばす。
反対側も同様に

両脚を開き、両手を両ひざにつけ、
左側に重心を移動して右脚の
内側を伸ばす。反対側も同様に

⑦座って前屈する

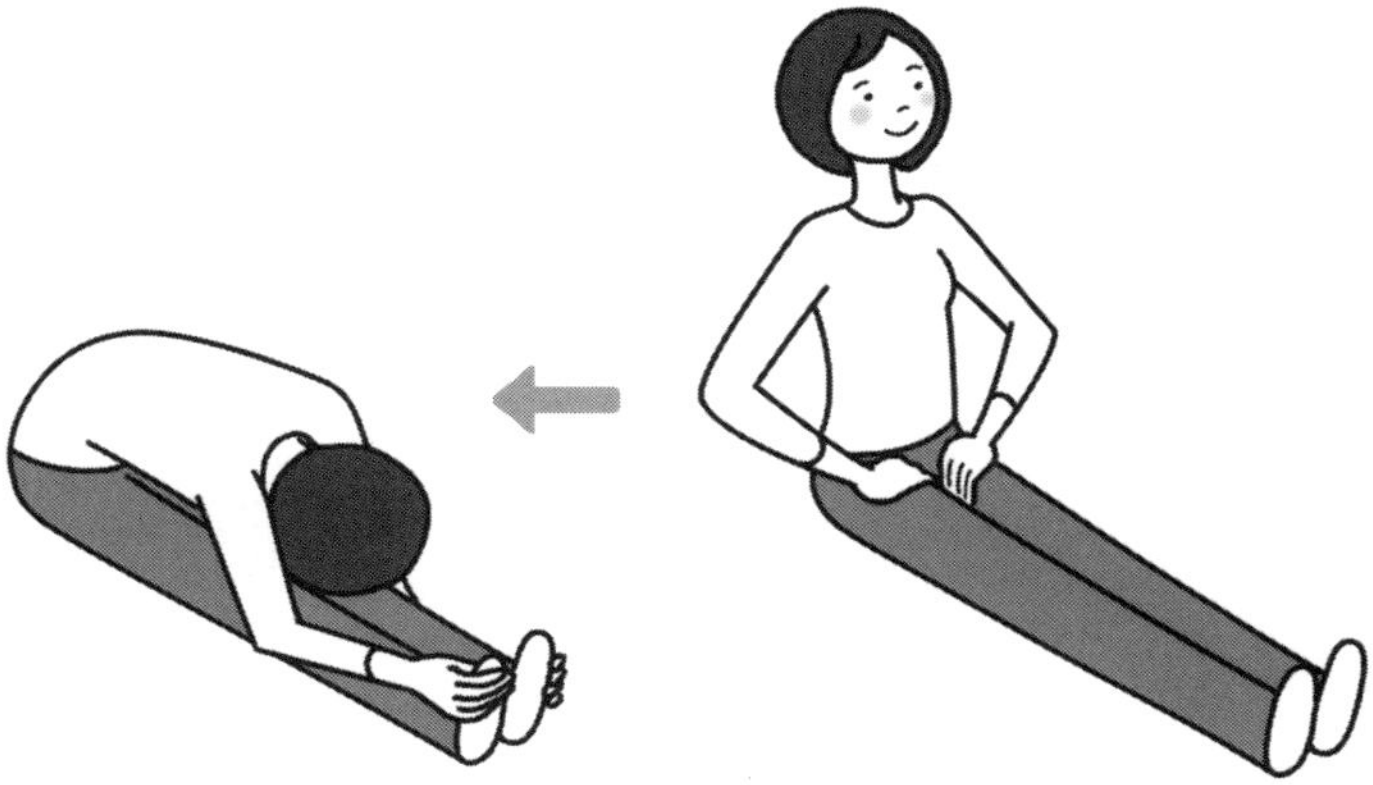

息を吐きながら、上体をできるところまで
ゆっくりと前に倒し、元の姿勢に戻る

両脚を揃えて前に伸ばして座る。
上体と脚の角度は90度に

⑧股関節を開く

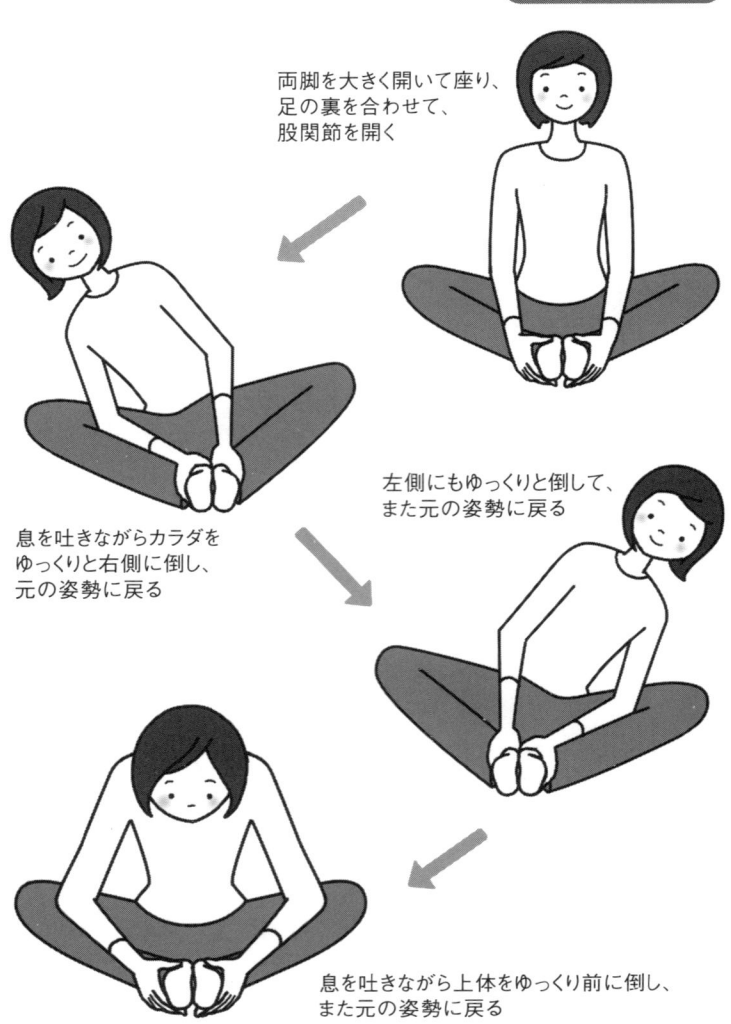

両脚を大きく開いて座り、
足の裏を合わせて、
股関節を開く

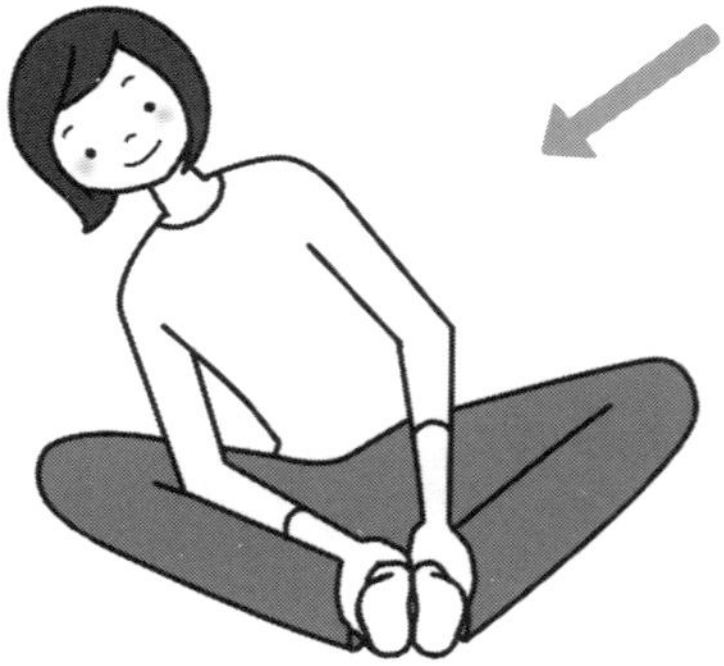

息を吐きながらカラダを
ゆっくりと右側に倒し、
元の姿勢に戻る

左側にもゆっくりと倒して、
また元の姿勢に戻る

息を吐きながら上体をゆっくり前に倒し、
また元の姿勢に戻る

⑨ 上体をひねる

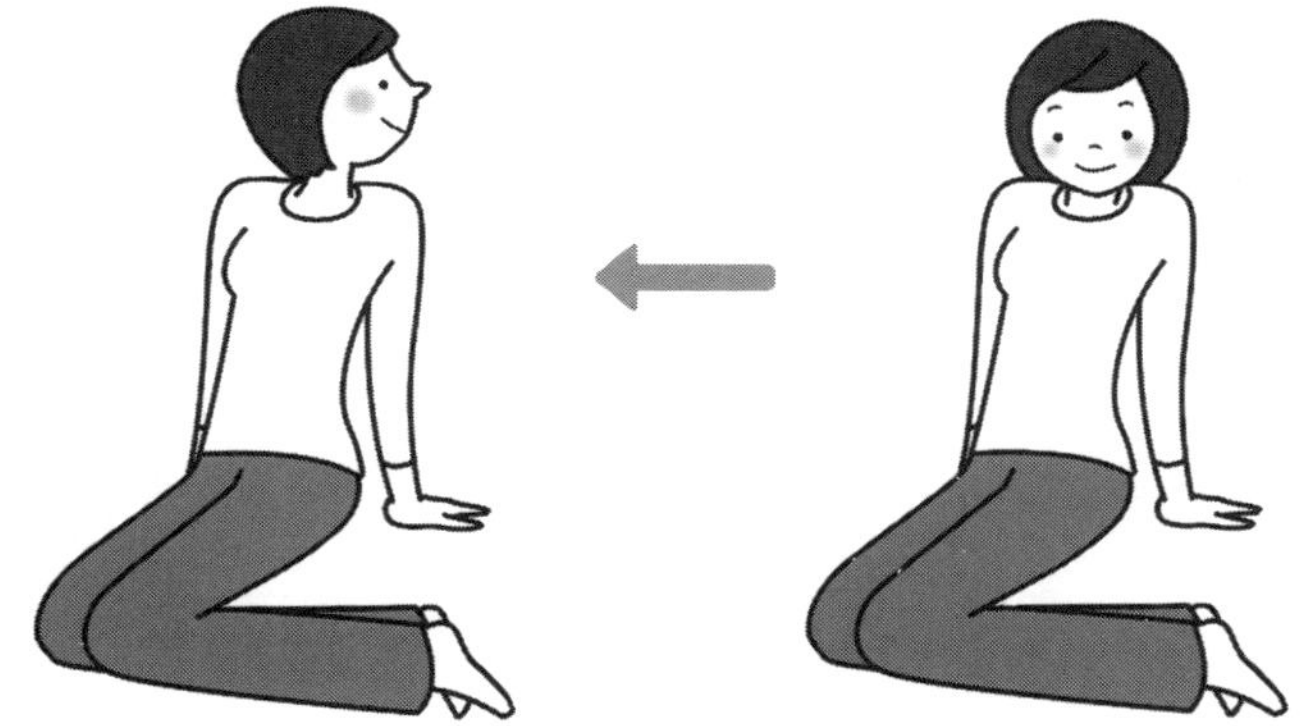

両手を後ろにつき、両ひざを立てて座り、ゆっくりと両ひざを右側に倒す

顔を左側に向けて、上体を大きくひねる。反対側も同様に

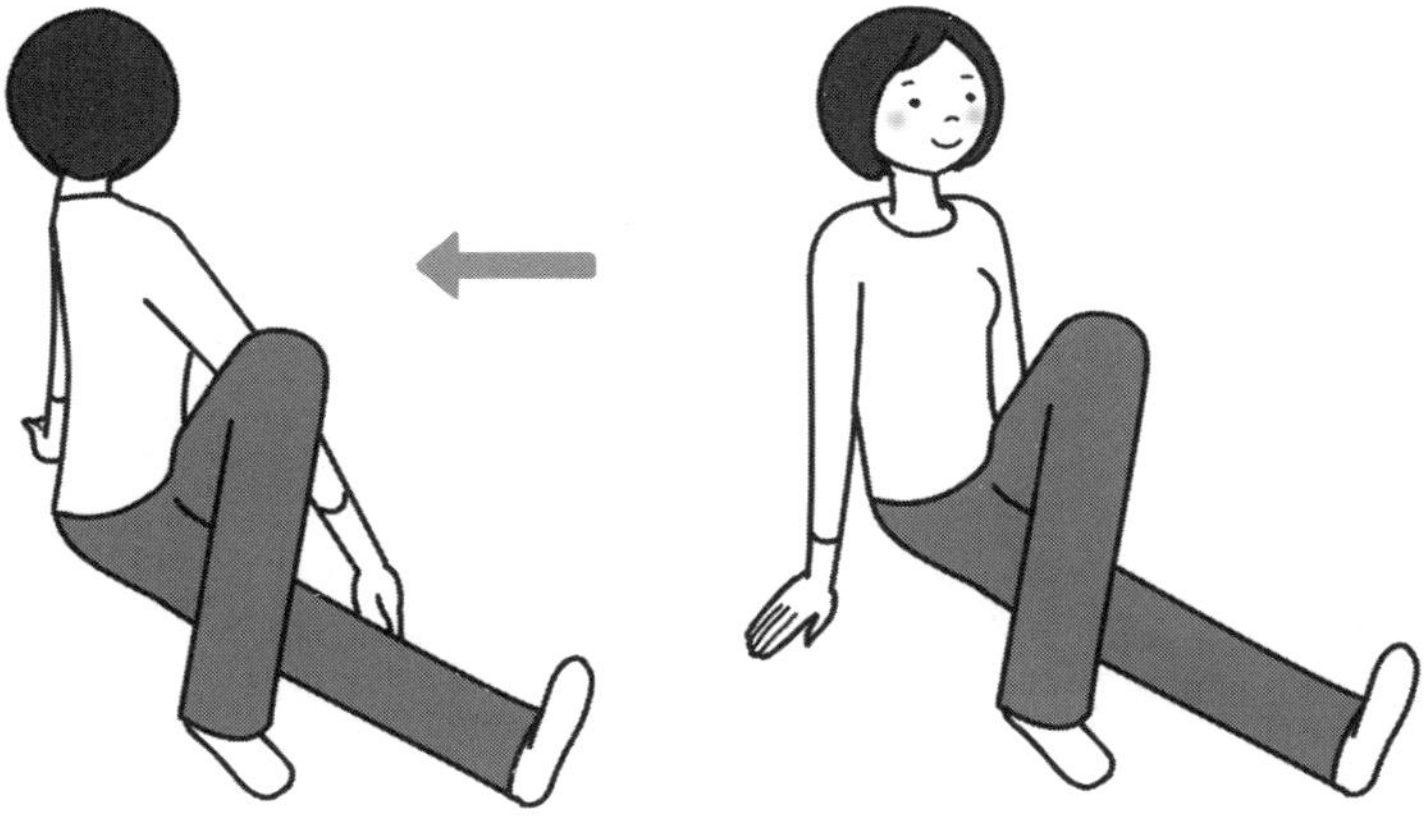

右脚を前に伸ばして座り、左脚を曲げて右脚をまたぐようにする

右手で左脚のひざを内側に押しながら、カラダを左後ろ側に向けてひねる。反対側も同様に

⑩ 開脚して体側を伸ばす

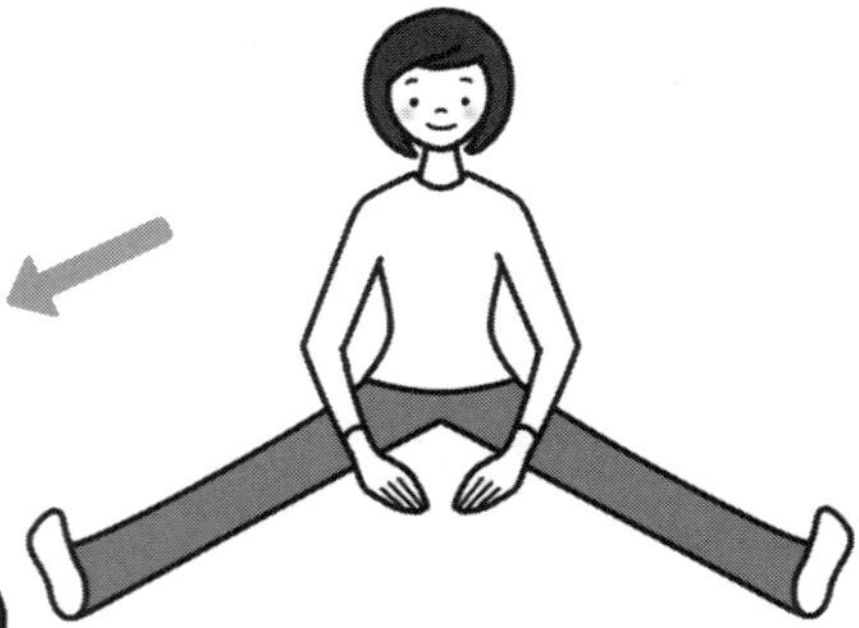

両脚を大きく開いて座る

右手で左脚の指先をさわるように
上体を曲げていき、体側を伸ばす。
反対側も同様に

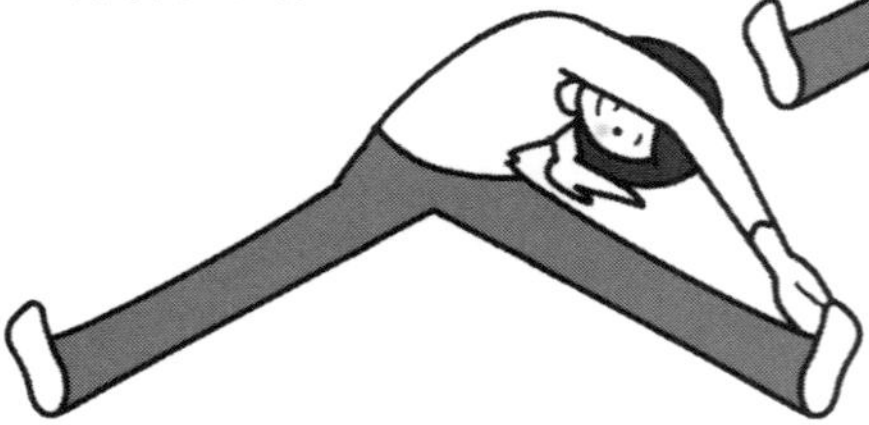

⑪ 開脚して上体を前に倒す

開脚姿勢から、右ひじを床に
つけるようにして、上体を前に
倒す。左ひじも同様に

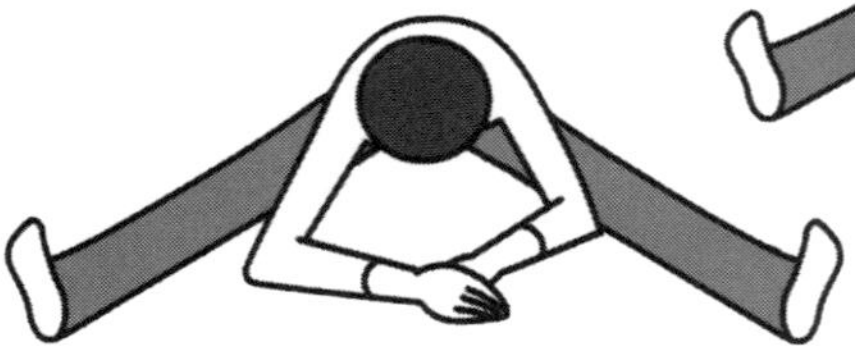

開脚姿勢から、両ひじを床につけるようにして、
上体を前に倒す

⑫ 上体反らし

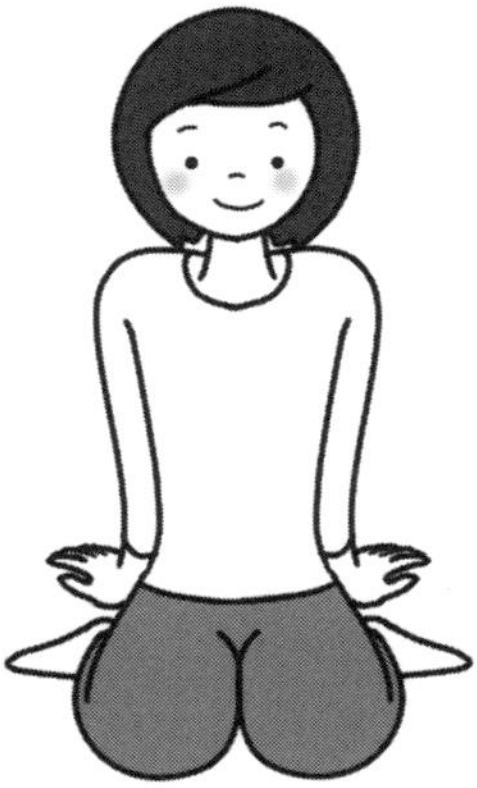

正座を少しくずした姿勢から
両手を後ろにつく

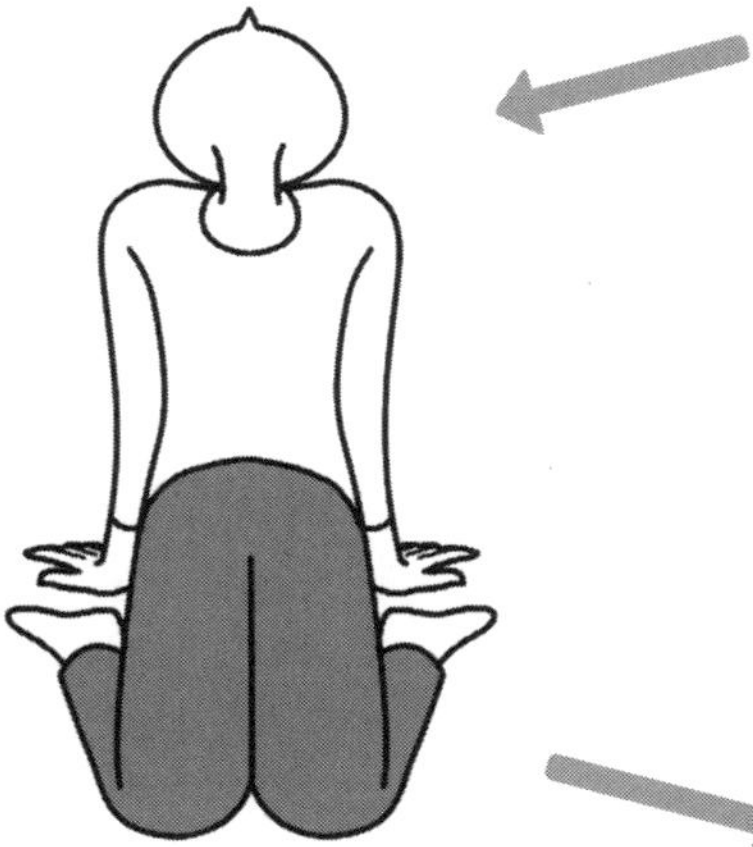

両手で支えながら、お尻を上げて
上体を後ろに大きく反らせる

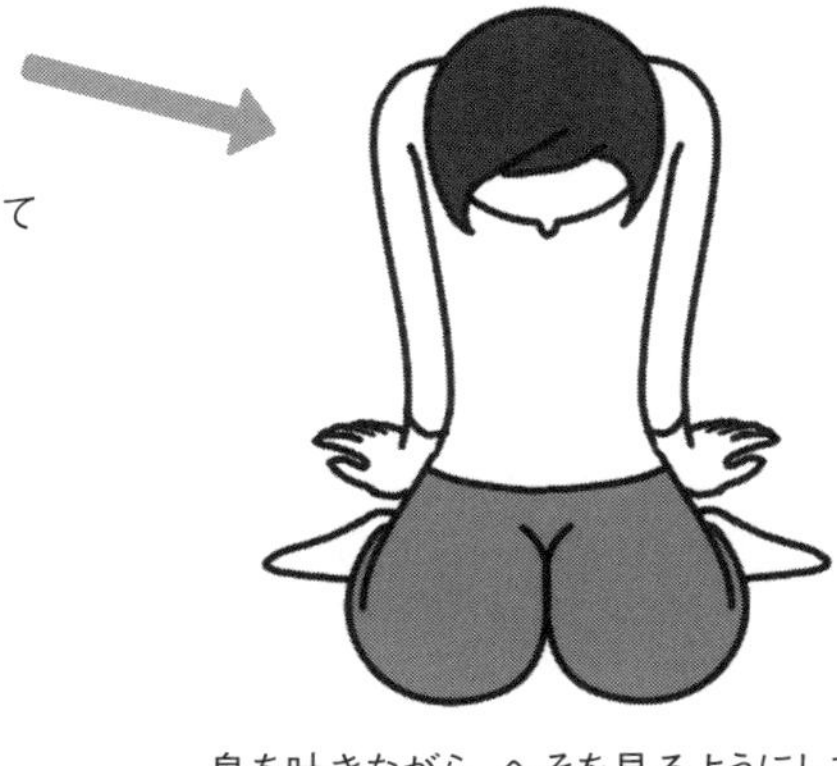

息を吐きながら、へそを見るようにして、
ゆっくりと元の姿勢に戻る

⑬ネコの伸びポーズ

両手と両ひざ下を床につける。
両手は肩幅より広めに、
両ひざは肩幅に開いて

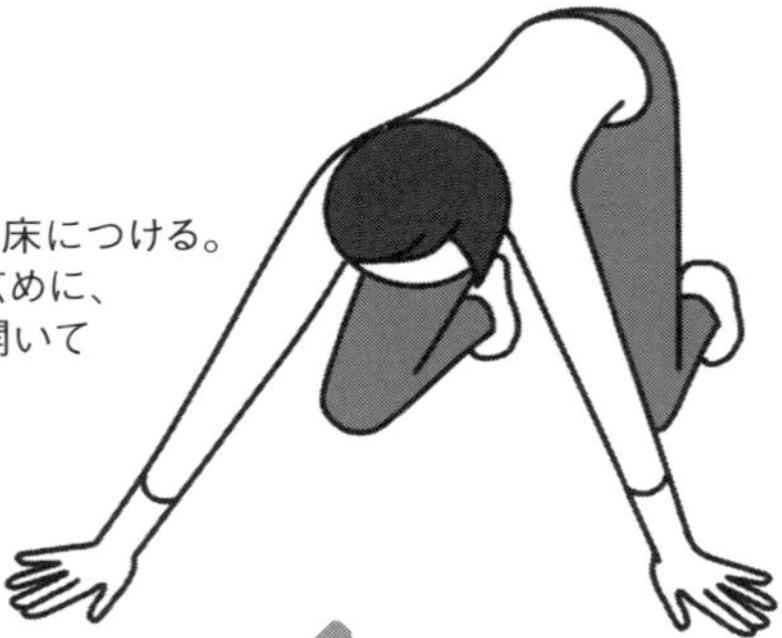

息を吐きながら両手を深く伸ばし、
腰を大きく後ろに引く

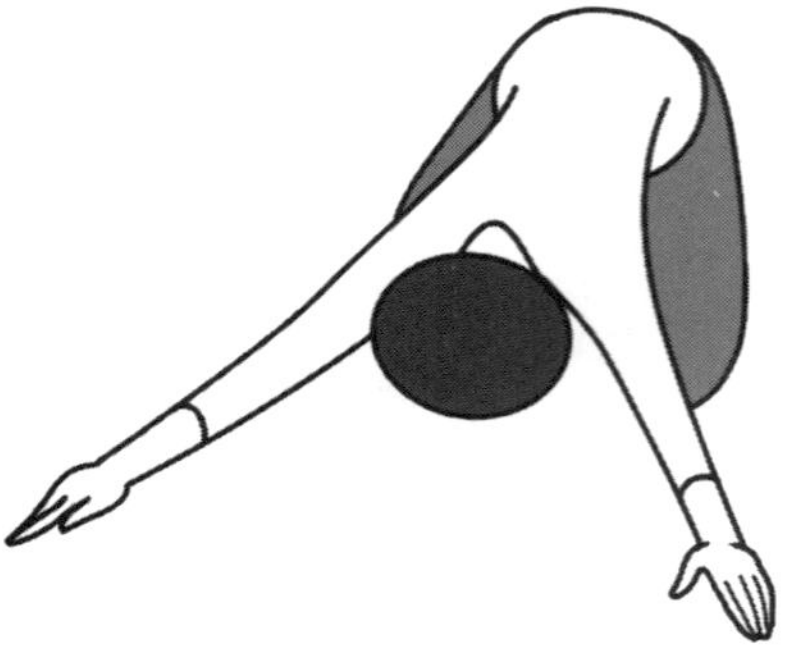

腰を前に移動しながら、
上体を大きく反らせ、
あごを天井に向ける

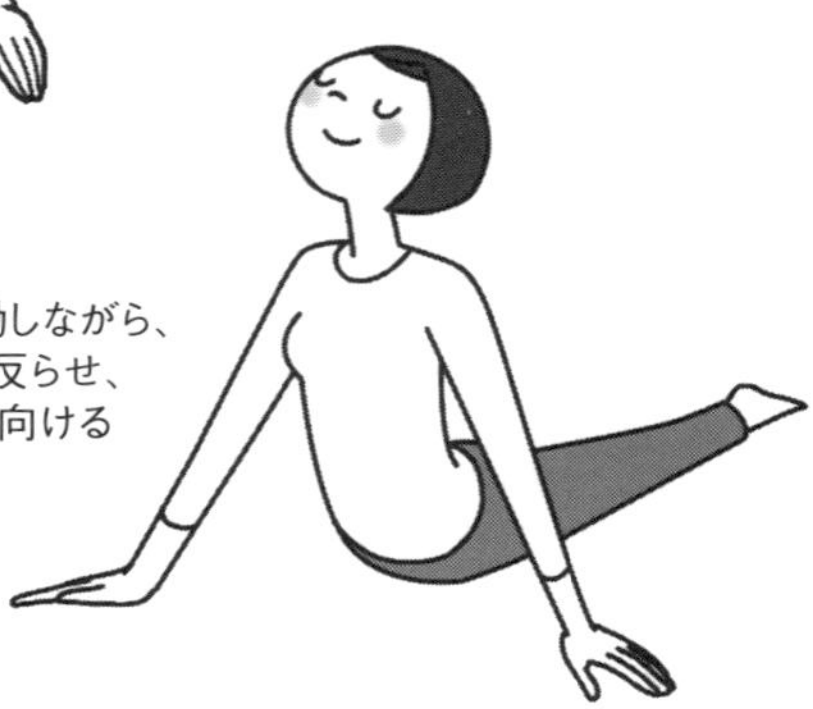

◎筋力トレーニング……筋肉を増やすことがカラダの硬さをほぐす近道！

加齢とともにカラダが硬くなるのは、しなやかに伸び縮みする筋肉が減って、筋力が衰えてしまうのが大きな原因です。また、筋肉は、体熱を産出するための最も重要な器官。それが減ったり衰えたりするということは、体熱を生み出せなくなることなので、体温や代謝も下がり、カラダはますます硬くなってしまいます。

この悪循環を断ち切るには、筋肉を増やして鍛えるトレーニングをするのが近道。それも、なるべく、**下半身の筋肉を鍛えるのが効果的です**。人間の筋肉の実に70％以上は、腰から下に存在するのです。しかし、いきなりスポーツジムに通ったり、重たいダンベルを持ち上げたりする必要はありません。〝心地よい〟と感じる運動を、週に一度でもいいから長く続けることが大切です。心地よいと感じる目安は、1分間の**心拍数が「160－（マイナス）自分の年齢」**を超えないこと。では、1人で手軽にできて無理のない「筋力トレーニング」をご紹介しましょう。

しなやかで美しいカラダをつくる!

◆イシハラ式 筋肉のびのび1分運動◆

1 スクワット

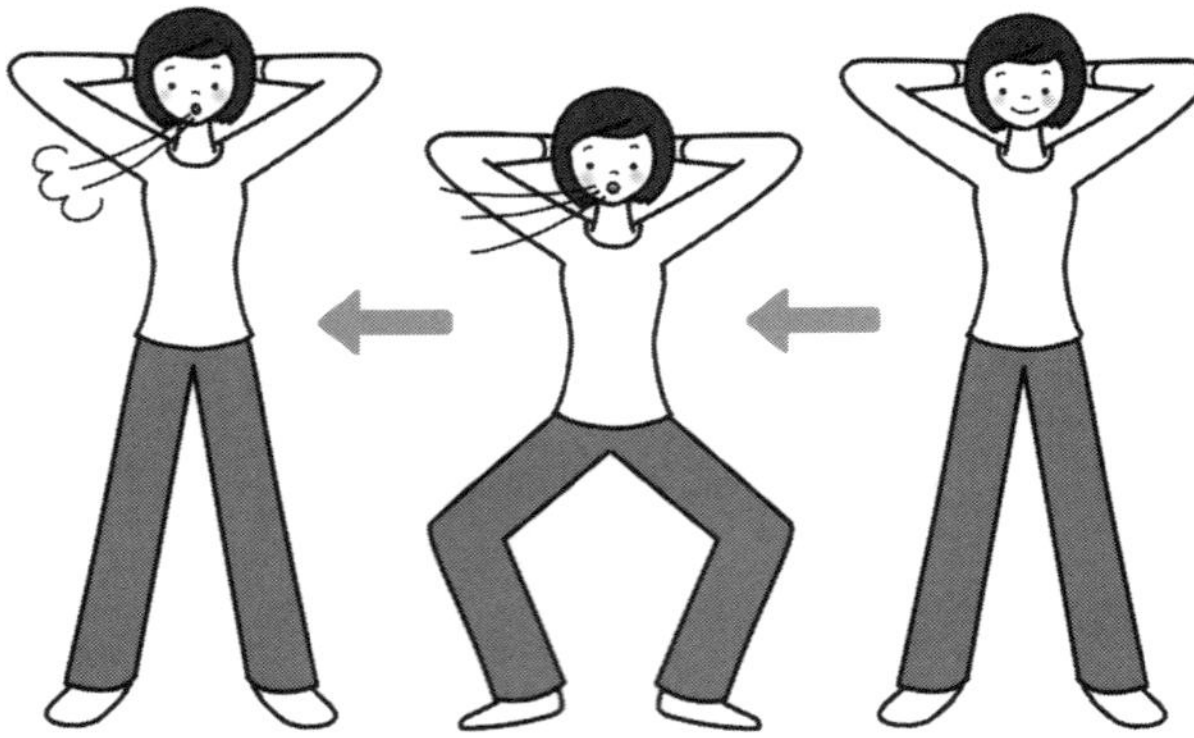

両脚を肩幅より広げて立ち、頭の後ろで両手を組む

背筋を伸ばし、息を吸いながらゆっくりしゃがむ

息を吐きながらゆっくり立ち上がる。これを5回で1セット、全部で3セット繰り返す

下半身の筋力を効率的に鍛えるための手軽な運動といえば「スクワット」です。**腸の働きを活性化するので、便秘にも効果があります。**しゃがむときは、胸をなるべく前に押し出し、お尻をできるだけ後ろにつき出すようにするのがコツです。

腰やひざが痛い人は初めから無理をせず、痛みを感じない程度まで浅くしゃがむようにしましょう。筋力がついてくれば、だんだん深くしゃがめるようになります。

❷カーフレイズ運動

テレビを見ながら、キッチンで洗いものなどをしながら、電車やバスを待ちながら、かかとを上げ下げする「カーフレイズ運動」を行いましょう。これだけでも、**太ももやふくらはぎ、お尻などの筋肉を鍛えられます。**カラダが安定しない人は、壁に片手をついたり、イスの背につかまったりして行ってもＯＫ。

かかとの上げ下げに加えて、両つま先の上げ下げも行えば、さらに効果的です。普段はあまり使わない、ひざ下前面の筋肉を効率的に鍛えることができます。

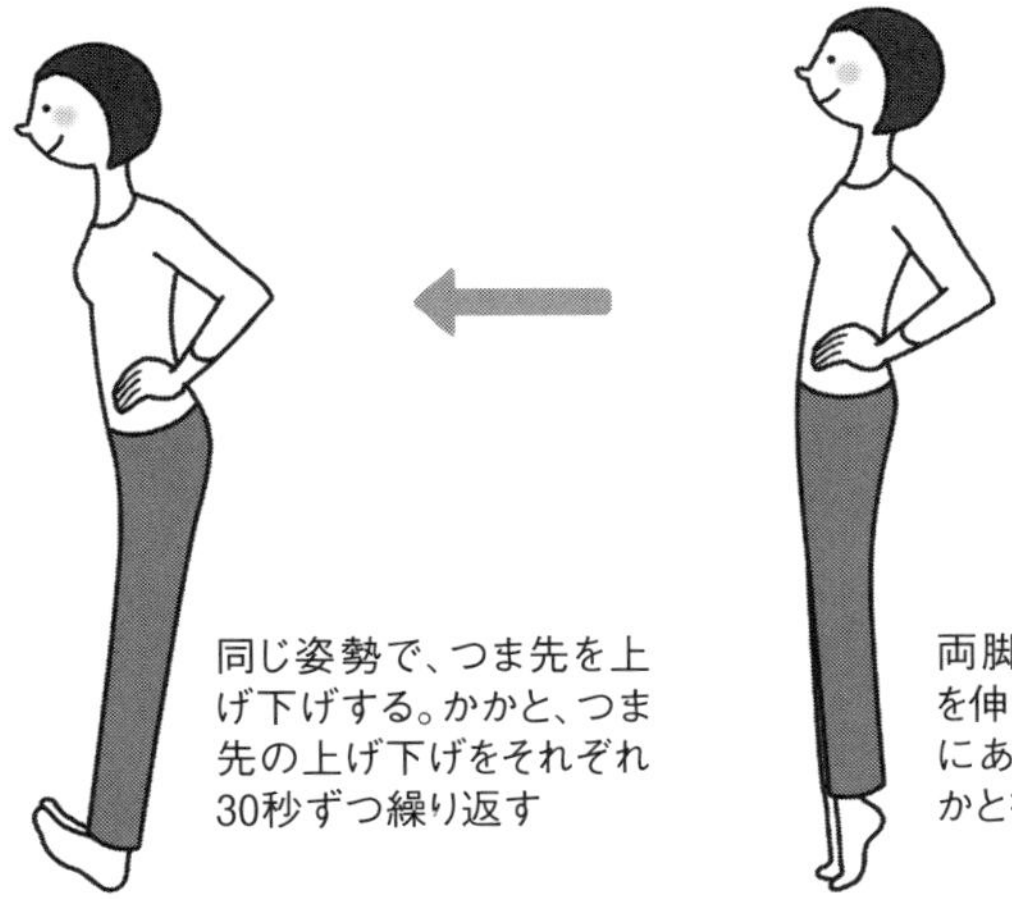

両脚を少し開き、背筋を伸ばして立ち、手を腰にあてる。その場でかかとを上げ下げする

同じ姿勢で、つま先を上げ下げする。かかと、つま先の上げ下げをそれぞれ30秒ずつ繰り返す

❸アイソメトリック運動

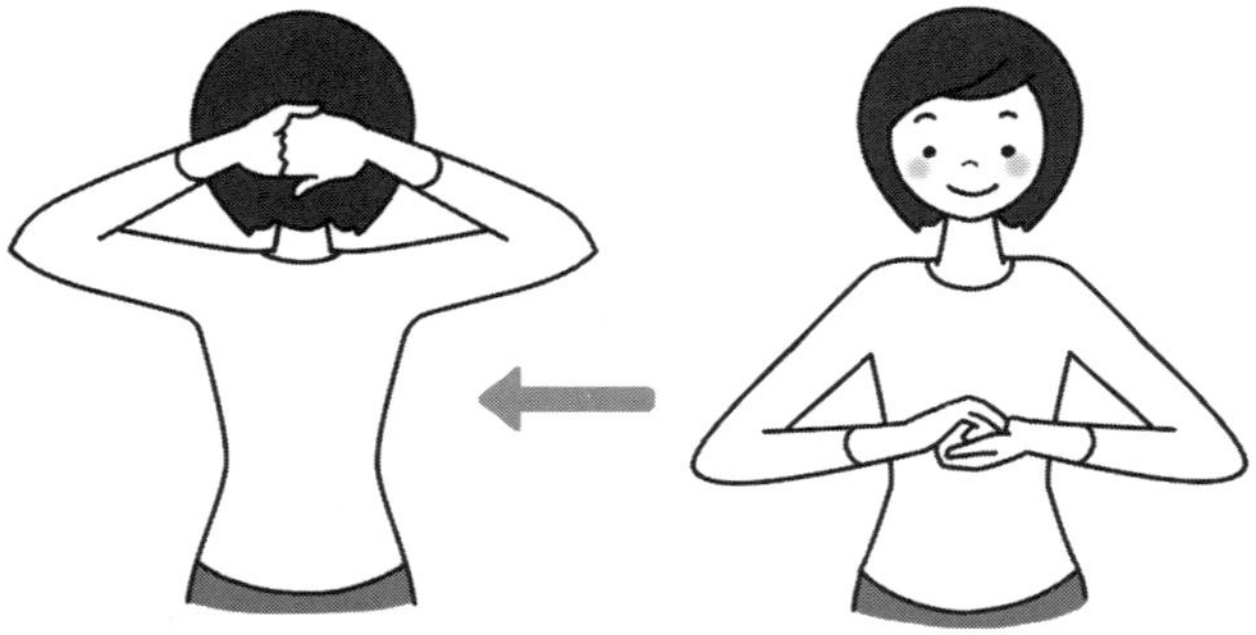

胸の前で指をカギ形に組み、力を入れて7秒間左右に引っ張る

指を組んだまま、手は頭の後ろへ。力を入れて7秒間左右に引っ張る

「アイソメトリック運動」とは、同じポーズを保ったまま、鍛えたい筋肉に自分の持てる力の60〜70％の力を入れ、7秒間ほど静止するという運動です。こうするだけでも、筋肉に十分な負荷が与えられるので、**筋繊維が肥大して血行もよくなるのです。**腕や胸、腹部、背中、お尻、脚など、順番に力を入れていけば、1分足らずで、全身の筋肉をくまなく鍛えられます。

このとき、力を入れている筋肉に意識を集中させると、さらに筋力アップ効果が期待できます。

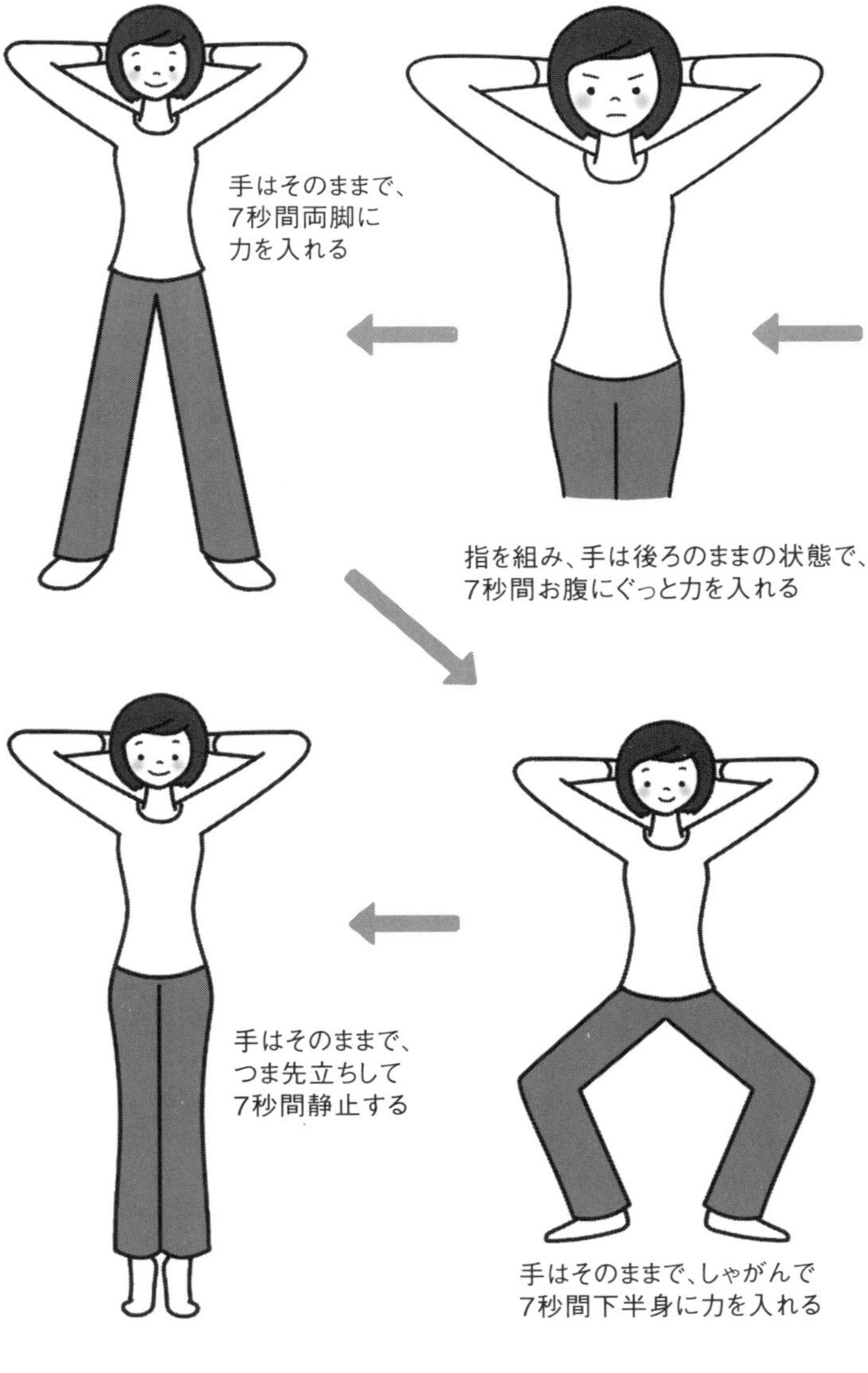
指を組み、手は後ろのままの状態で、
7秒間お腹にぐっと力を入れる
手はそのままで、
7秒間両脚に
力を入れる
手はそのままで、しゃがんで
7秒間下半身に力を入れる
手はそのままで、
つま先立ちして
7秒間静止する

4 バランス運動

カラダのバランスをいかに上手に保つことができるかを調べるテストがあります。目を閉じて片脚立ちの状態で、バランスをくずさずにキープできる時間を測定するのですが、加齢とともに重心のぐらつきが激しくなることがわかっています。これは、筋力の低下や関節の可動域の狭さなどが原因。反対に、平衡感覚を鍛える運動を行うと、**深部の筋肉が鍛えられ、関節の可動域も広くなります。**

両腕を横に伸ばし、左脚を上げて立ち、このまま7秒間キープ。右脚も同様に。これを2回繰り返す

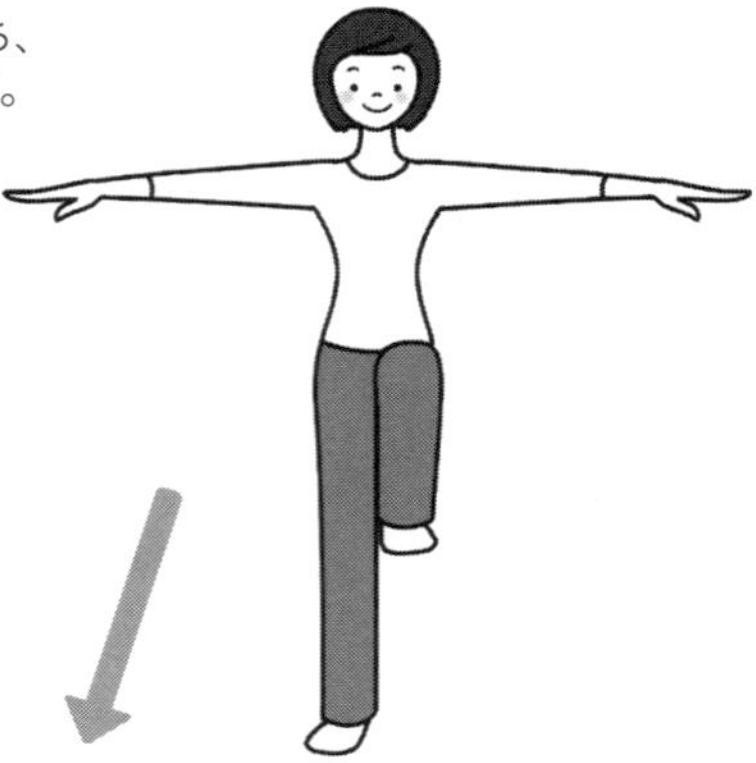

両手と両ひざ下を床につけ、右手と左脚を床から離す。地面と平行にまっすぐ伸ばし、このまま7秒間。反対側も同様に。これを2回繰り返す

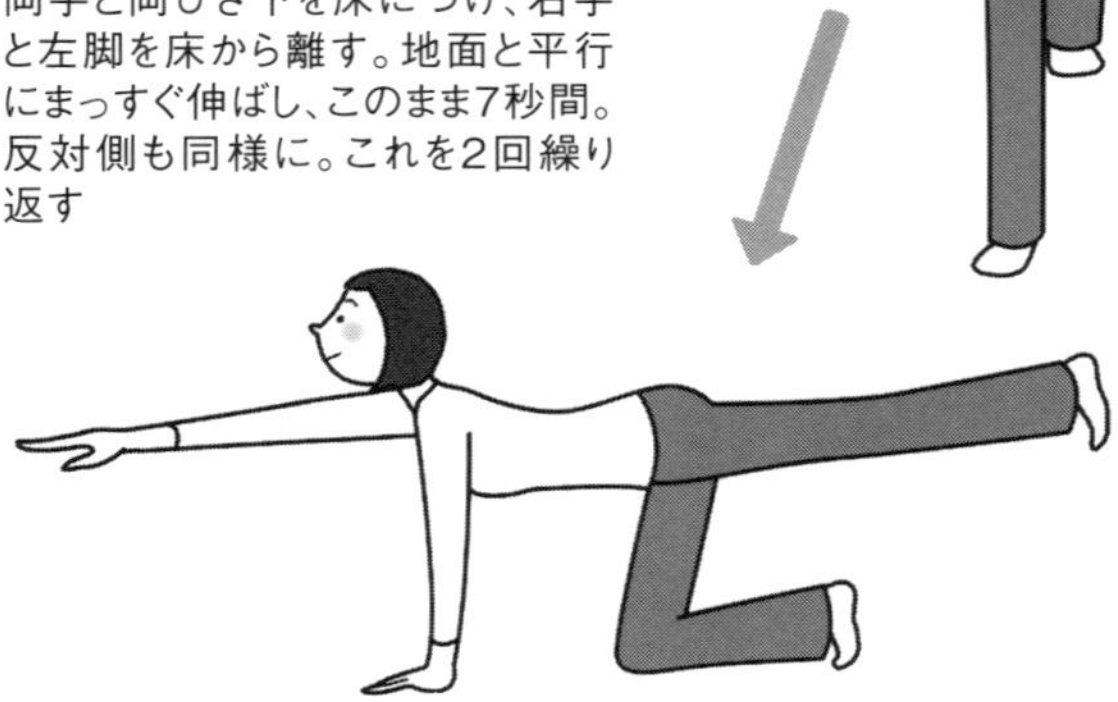

5 腹筋力アップ運動

腹部には骨が存在しないため、縦に走る腹直筋や横に走る腹横筋、斜めに走る腹斜筋が、内臓をガードしています。これらの腹筋が衰えると内臓が冷え、病気にかかりやすくなるのです。また、筋肉に代わって脂肪の層でガードしようとして、太ることも。腹筋運動が大切なのは、いうまでもありません。仰向けに寝た姿勢で、両ひざを胸のほうに近づける方法なら、無理なく続けられます。

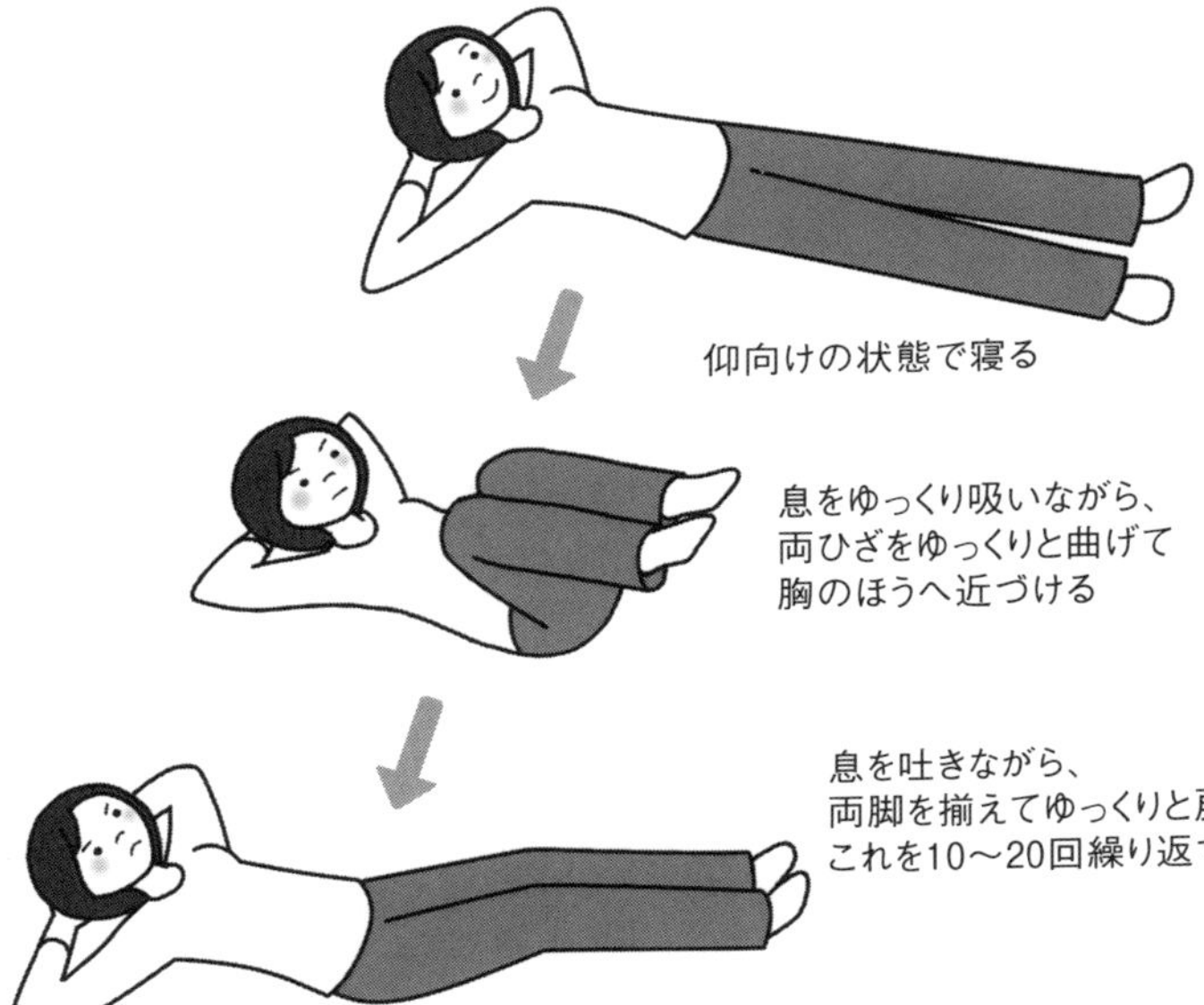

仰向けの状態で寝る

息をゆっくり吸いながら、
両ひざをゆっくりと曲げて
胸のほうへ近づける

息を吐きながら、
両脚を揃えてゆっくりと戻す。
これを10～20回繰り返す

❻グーパー運動・バンザイ運動

数年前、カナダの大学の研究チームが、両手を前に突き出してグーパーと閉じたり開いたりする「グーパー運動」を続けると血圧の低下をもたらすことを発表しました。これは、**動脈硬化の予防や改善にも効果があり、脳の血流をよくして、記憶力アップやボケ防止の効果もあるそうです。**

両腕を大きく上げ下げする「バンザイ運動」にも、同様の効果が期待できます。

どちらも、ちょっとした空き時間を利用して、いつでもどこでもできますから、ぜひ習慣にしてみてください。

バンザイ運動

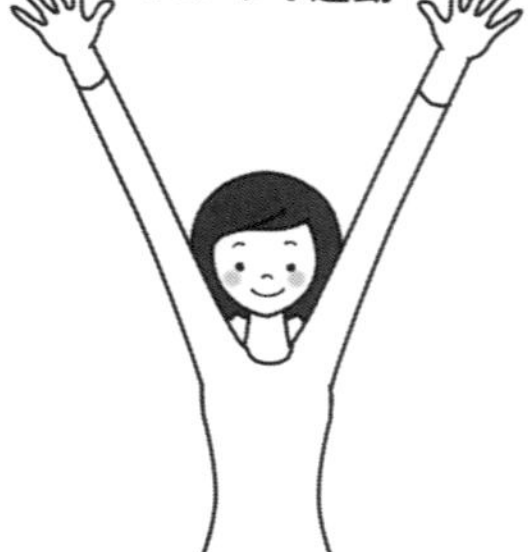

両脚を少し開き、背筋を伸ばして立ち、両手を下ろした状態から、ゆっくりと大きく上に持ち上げる。これを30秒間繰り返す

グーパー運動

両脚を少し開き、背筋を伸ばして立ち、両手を前に突き出してグーをつくる

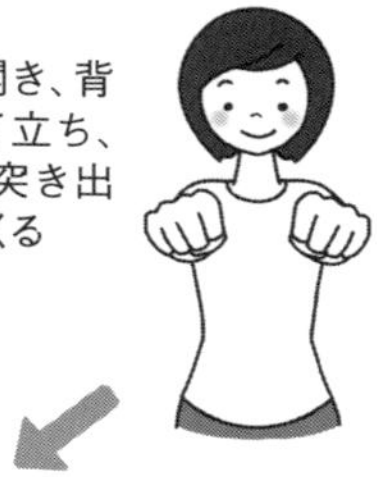

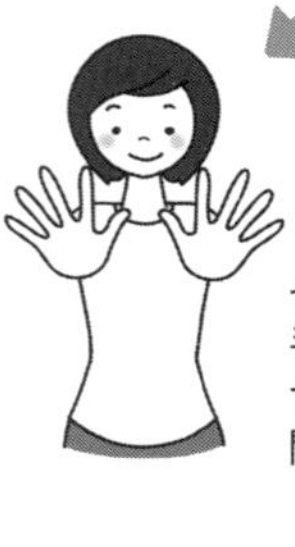

そのままの状態で手を広げ、パーをつくる。これを30秒間繰り返す

◯ウォーキング……いつでもできて、驚くほど効果のある「運動」

硬いカラダをほぐすために、いつでも簡単にできて、驚くほど効果的な運動が「ウォーキング」です。硬く縮んでいた筋肉がしなやかに伸びるようになり、血行がよくなって冷えやコリも改善されます。また、足腰の筋肉が鍛えられることによって、体重や外からの圧力による、腰の骨やひざへの負担が軽くなり、腰痛やひざ痛などの予防、改善にも役立ちます。骨も強くなるので、骨粗しょう症も防ぎます。

また、筋肉や骨だけではなく、内臓や脳にもプラスに働きます。下半身の筋肉が発達すると、それまで上半身に多く流れがちだった血液が、下半身にもスムーズに流れるようになり、血圧が下がって、脳卒中などの予防にもなりますし、心臓への負担も軽くなるので、心臓病の予防や改善にもつながります。

歩くことで代謝がよくなり、体温が上昇することによって、脂肪の燃焼や糖の消費もアップ。糖尿病や高脂血症、脂肪肝、肥満防止の効果も期待できます。

最近では、筋肉に与えられる刺激で脳への覚醒刺激が増すこともわかっており、ボケ防止にもなることが注目されています。また、β‐エンドルフィンなどの快楽ホルモンが分泌され、リラックスしたときなどに出現する脳波（α波）が出るので、ストレス解消はもちろん、自律神経失調症やうつ病などの予防や改善も期待できます。

このように、いいことづくしのウォーキング。できれば、**続けて20〜60分、週3日以上歩くことを目標にしましょう。**運動効果と安全性の点からいえば、ウォーキングに一番適しているのは午後4時から6時の間。この時間帯は1日のうちで最も体温が高く、筋肉が温まって柔らかくなっているからです。足に合った靴を履くことも大切です。足腰に負担がかからないように、底が厚めで、適度な柔軟性のある靴を選ぶようにしましょう。

もし、腰痛やひざ痛などで長時間歩くのがつらかったり、忙しくてウォーキングのためにまとまった時間を確保するのが難しい人は、左ページのイラストで紹介したポイントを守って歩けば、**1回に3〜4分を1日に3〜4回繰り返すだけでも、ウォーキングの効果が期待できます。**

下半身の筋肉が鍛えられて病気と老化を防ぐ！

◆ 3分ウォーキング法 ◆

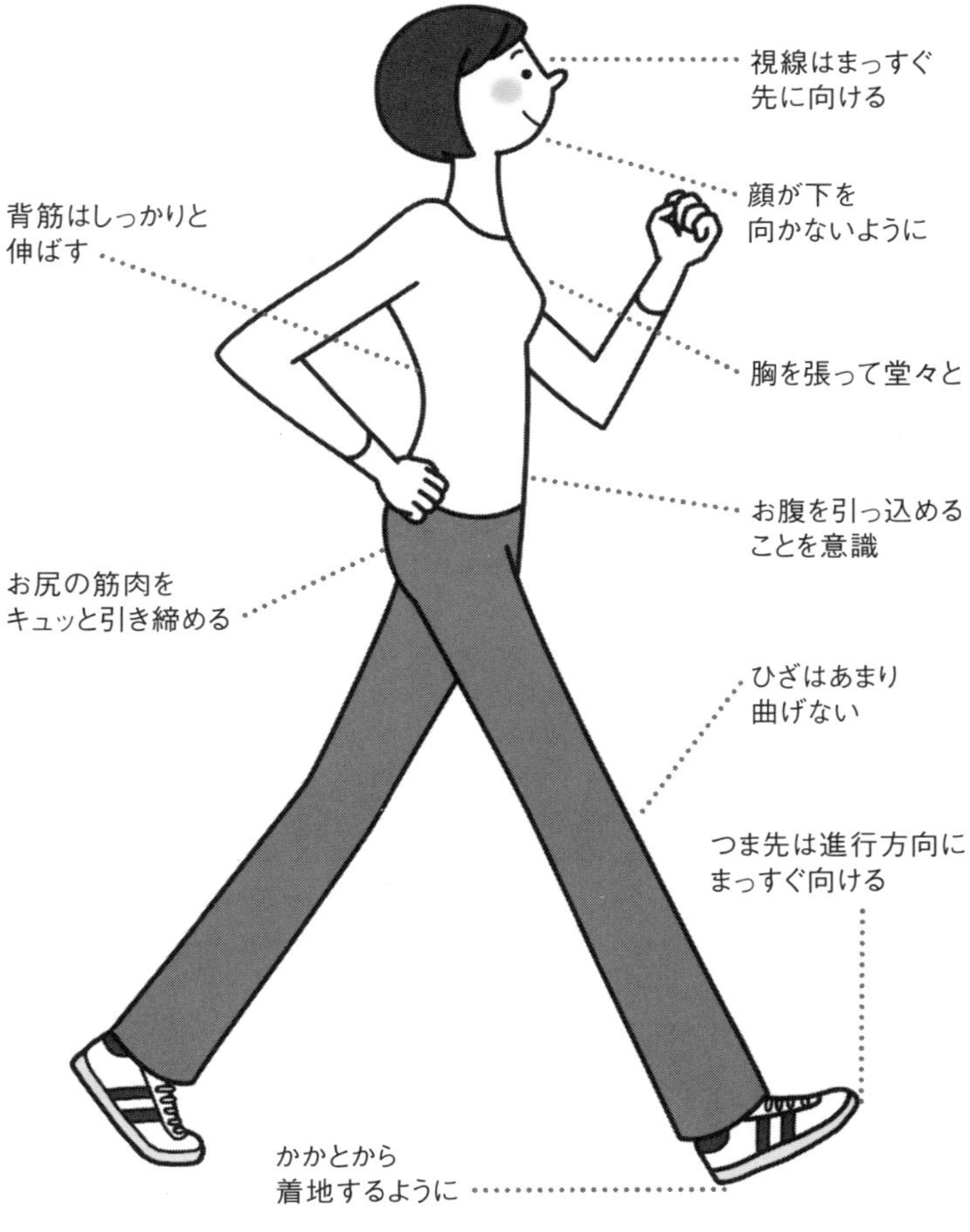
視線はまっすぐ
先に向ける
顔が下を
向かないように
背筋はしっかりと
伸ばす
胸を張って堂々と
お腹を引っ込める
ことを意識
お尻の筋肉を
キュッと引き締める
ひざはあまり
曲げない
つま先は進行方向に
まっすぐ向ける
かかとから
着地するように

◎首・手首・足首ゆるゆる体操……3つの「首」をほぐすだけでカラダ全体が温まる

体育の時間の準備体操を思い出してください。必ず首や手首を振ったり、足首を回したりしましたよね。昔から「**3つの首を冷やすな**」といわれるように、首・手首・足首は3大冷えポイント。血管が表皮近くにあり血液が冷えやすく、ここを起点に全身も冷えてしまうためです。**3つの首の柔軟運動は、カラダ全体をウォーミングアップするのに効果的。**カラダが硬い人は、3つの首が特に硬いはずなので、緩める体操をするだけで、自然にカラダもほぐれます。

首

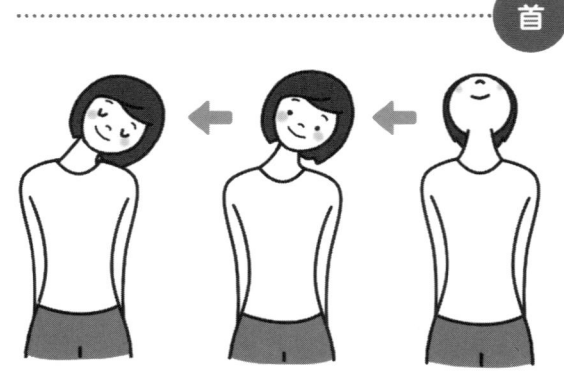

両脚を肩幅に開いて立ち、手を後ろに組み、首を上下に2〜3回振る

続けて左右に2〜3回振る

ぐるっと回す。反対も回す。これを2〜3回繰り返す

手首

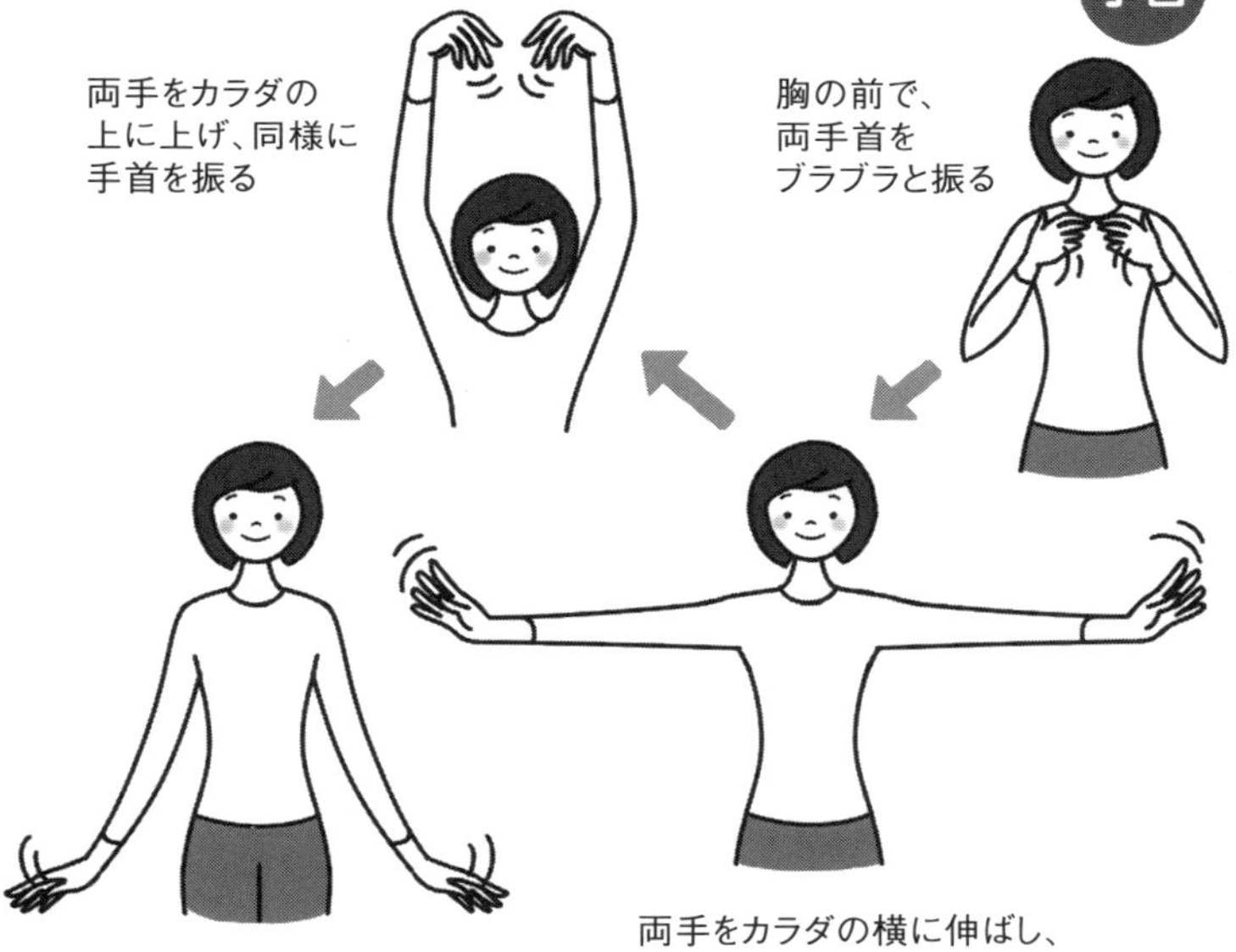

胸の前で、
両手首を
ブラブラと振る

両手をカラダの横に伸ばし、
手首をブラブラと振る

両手をカラダの上に上げ、同様に
手首を振る

両手をカラダの下に下げ、同様に

足首

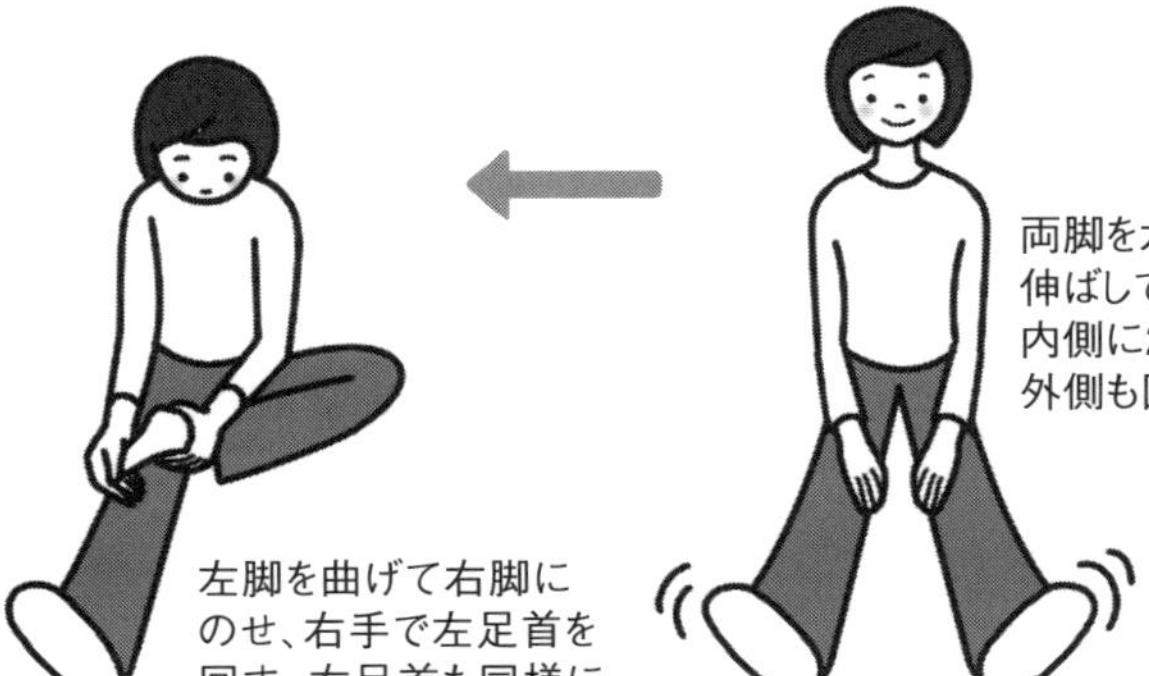

両脚をカラダの前に
伸ばして座り、両足首を
内側に2～3回回す。
外側も回す

左脚を曲げて右脚に
のせ、右手で左足首を
回す。右足首も同様に

「正しい姿勢」でほぐす

カラダが硬い人は総じて、姿勢の悪さが目立ちます。私が子どもの頃は、立っていても、座っていても、親や先生からしょっちゅう姿勢を正されたものですが、今の若い人はそんな経験も少ないのでしょう。**正しい姿勢を保つだけでも筋肉は鍛えられますから、**カラダが硬い若者が増えているのは、若者の姿勢が悪くなり、筋力も衰えていることと決して無関係ではないはずです。

姿勢が悪いと血行も悪くなるので、カラダは冷えて、さらに硬くなっていきます。骨格と内臓はつながっていますから、姿勢が悪くて背骨や骨盤などがゆがむと、内臓にも連鎖反応的に悪影響が広がってしまいます。

まずは、「立つ」「座る」「机に向かう」ときの、正しい基本姿勢を身につけましょう。この本で紹介している体操や運動を行う際も、正しい姿勢を心がけてください。

ゆがみも硬さもとれて美しくなる！

◆ 正しい姿勢① ― 立つ ― ◆

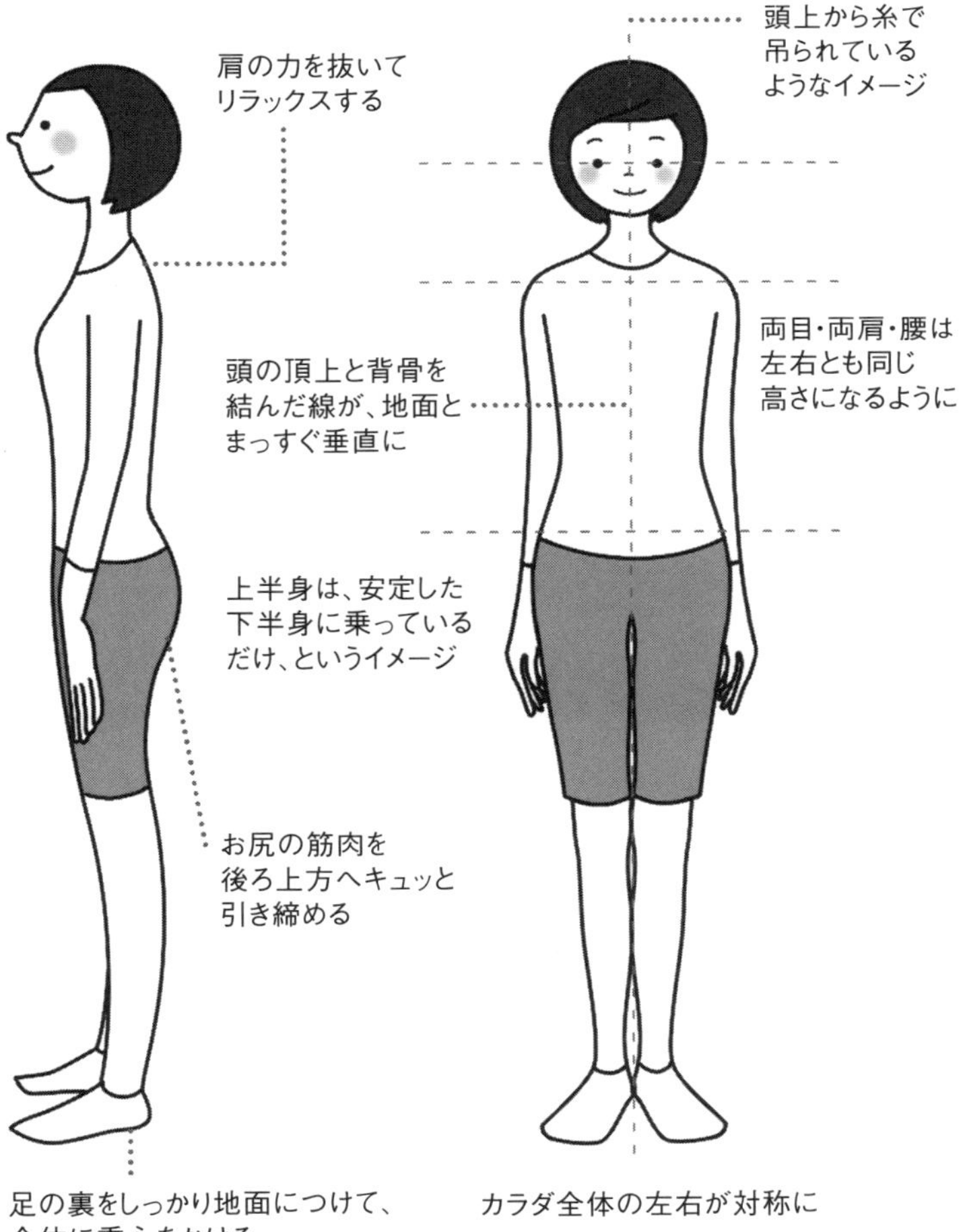
肩の力を抜いて
リラックスする
頭上から糸で
吊られている
ようなイメージ
両目・両肩・腰は
左右とも同じ
高さになるように
頭の頂上と背骨を
結んだ線が、地面と
まっすぐ垂直に
上半身は、安定した
下半身に乗っている
だけ、というイメージ
お尻の筋肉を
後ろ上方へキュッと
引き締める
足の裏をしっかり地面につけて、
全体に重心をかける
カラダ全体の左右が対称に

カラダを冷やさず、バランスも整う！

◆ 正しい姿勢② ― イスに座る ― ◆

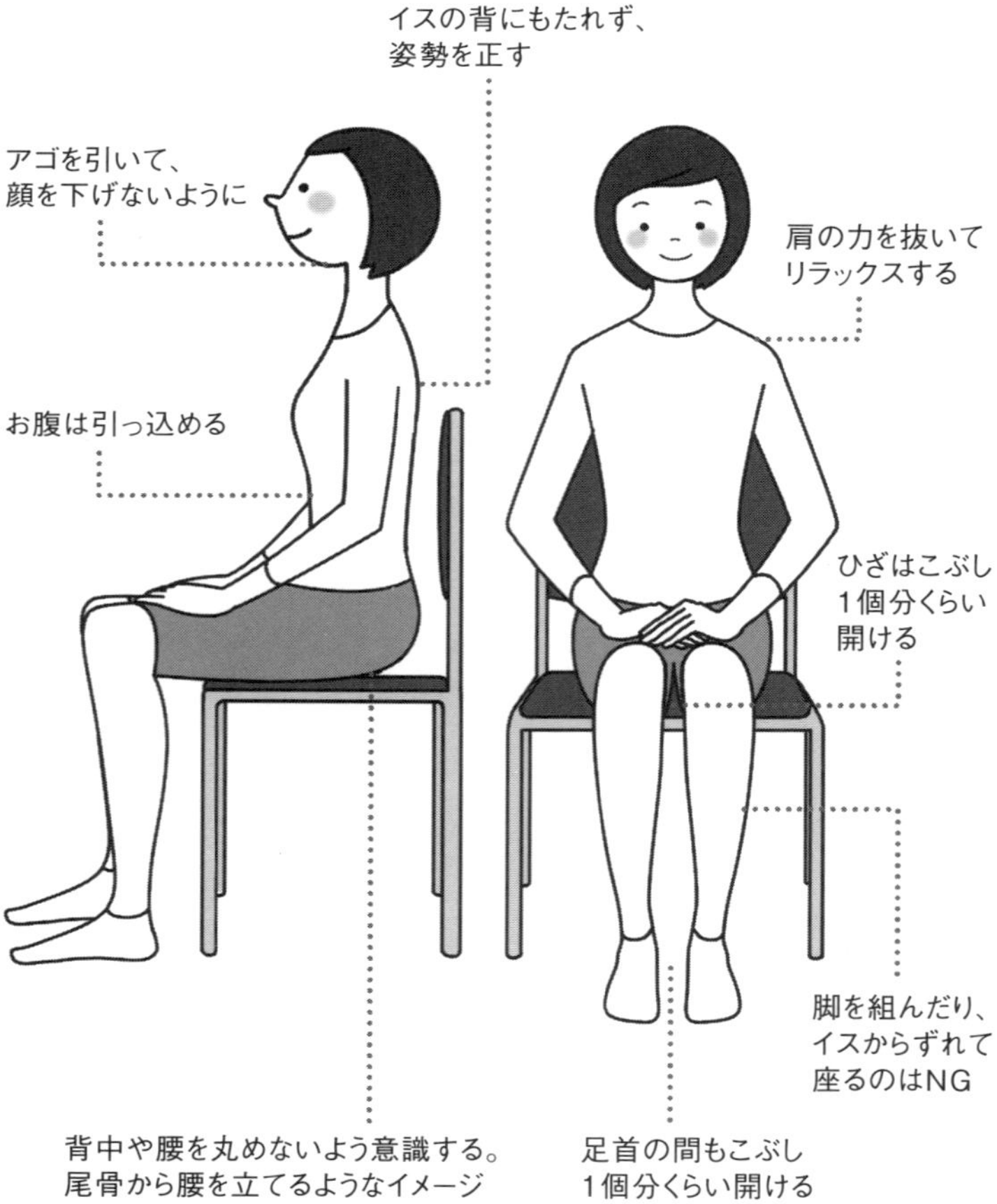
イスの背にもたれず、
姿勢を正す
アゴを引いて、
顔を下げないように
肩の力を抜いて
リラックスする
お腹は引っ込める
ひざはこぶし
1個分くらい
開ける
脚を組んだり、
イスからずれて
座るのはNG
背中や腰を丸めないよう意識する。
尾骨から腰を立てるようなイメージ
足首の間もこぶし
1個分くらい開ける

疲れやコリを防いで集中力もアップする!

◆ 正しい姿勢③ — 机に向かう — ◆

パソコンを使う

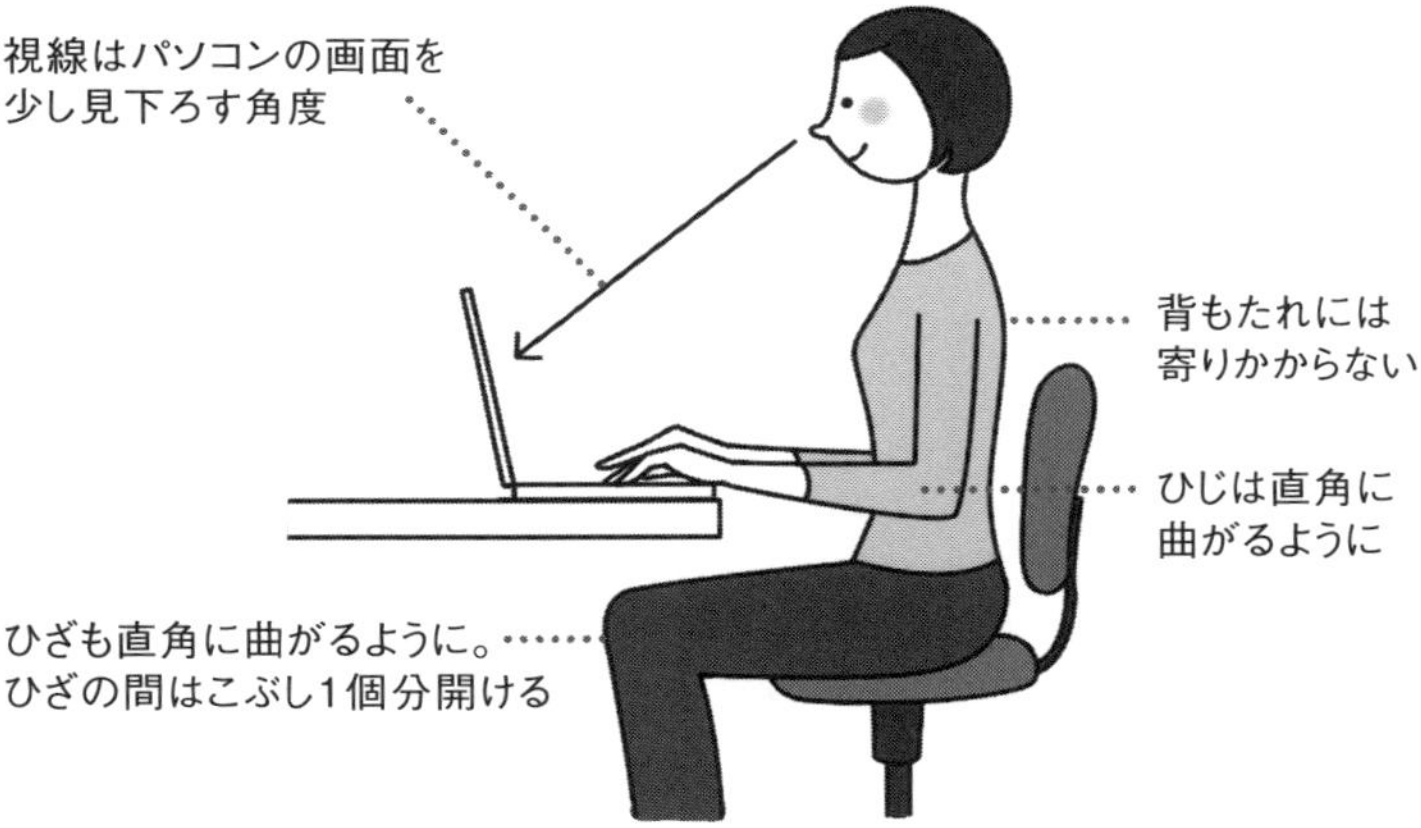
視線はパソコンの画面を
少し見下ろす角度
背もたれには
寄りかからない
ひじは直角に
曲がるように
ひざも直角に曲がるように。
ひざの間はこぶし1個分開ける

書き物をする

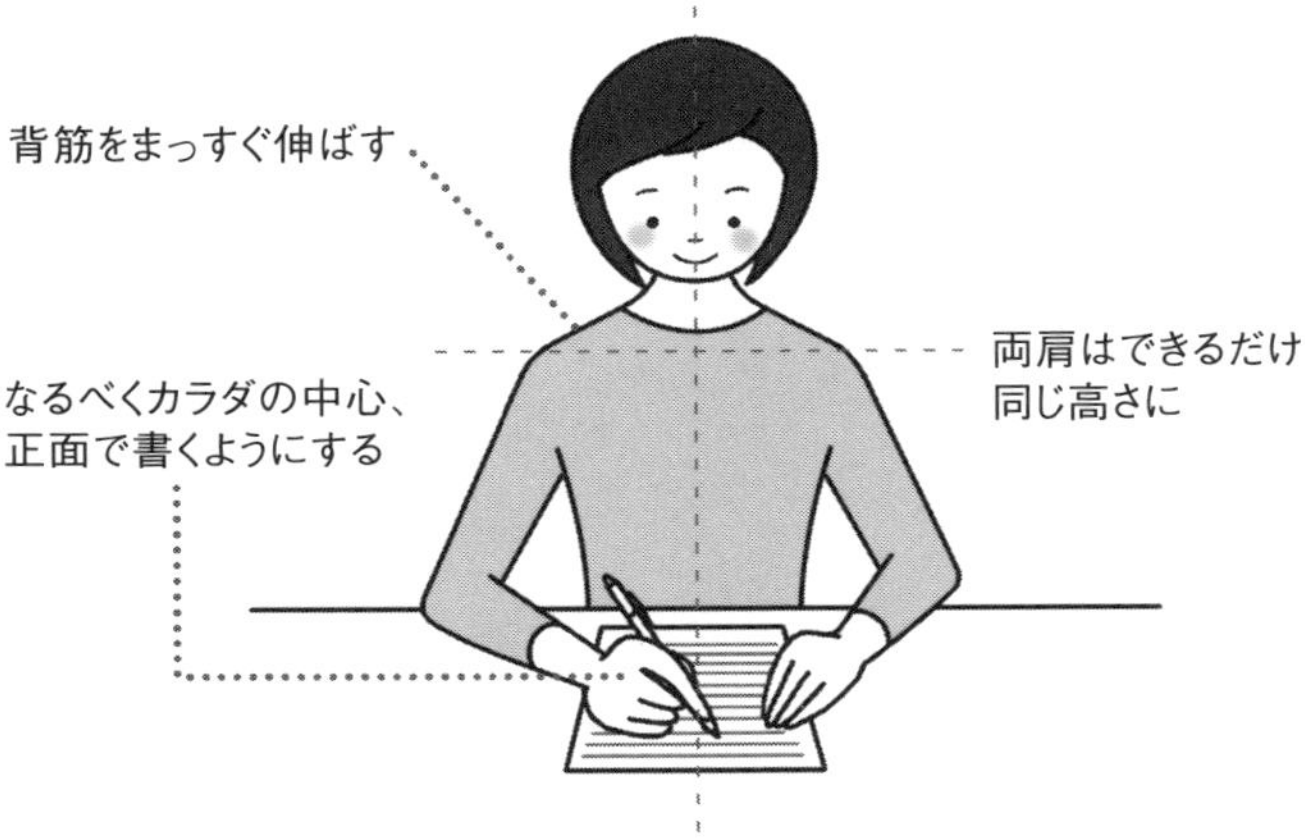
背筋をまっすぐ伸ばす
両肩はできるだけ
同じ高さに
なるべくカラダの中心、
正面で書くようにする

「温めて」ほぐす

ショウガ湿布……温湿布とショウガの相乗効果でコリや痛みが消える

古今東西、ショウガは健康効果の高い食べ物として活用されてきました。私のクリニックでは、約２００種類の漢方薬を扱っていますが、そのうちの約１５０種にショウガが入っています。「ショウガなしには漢方は成り立たない」という言葉があるのもうなずけます。さまざまな効果効能があるショウガですが、「ショウガ湿布」は、**ショウガの血行促進効果や鎮痛効果と、温湿布の温熱効果を組み合わせたもの。**カラダを温めて血行をよくし、痛みを抑えるので、肩コリや腰痛・関節痛などの痛み、婦人病、便秘や下痢、アトピー性皮膚炎など、あらゆる苦痛や症状の軽減に効果的です。

手作りで安心！ お金もかからない！

◆ 冷え＆痛みとりショウガ湿布の作り方 ◆

○**用意するもの**・・・ショウガ150グラム、木綿の袋1枚、輪ゴム1つ、水2リットル、厚めのタオル2枚、ビニール少々

❶

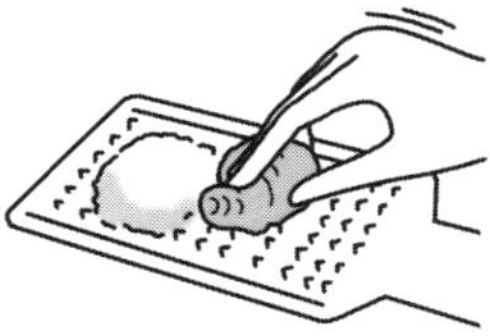

おろし金などで、ショウガをすりおろす

❷

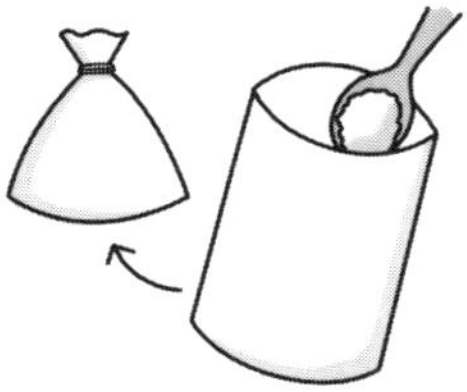

おろしたショウガを木綿の袋に入れて、上を輪ゴムでくくる

❸

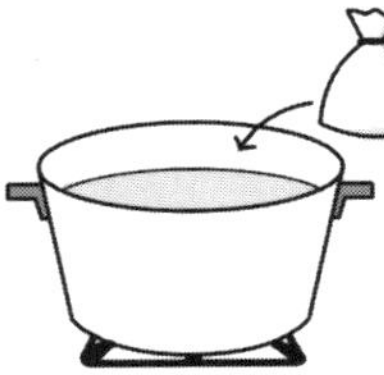

鍋に水と②を入れて火にかけ、沸騰する直前で火を止める

❹

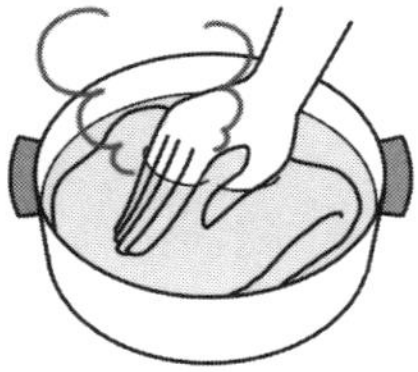

70度くらいのショウガ湯にタオル1枚を浸して、あまりかたくならない程度に絞る

❺

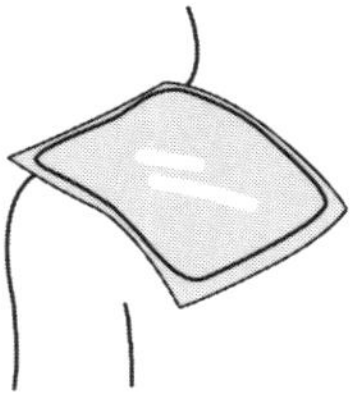

④を患部にあてて、上からビニールをのせる

❻

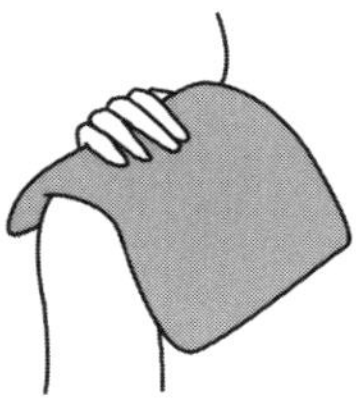

その上から乾いたタオルをのせ、しばらくそのままに（ショウガ湿布をした後1時間くらいは入浴するとヒリヒリするので注意）

◎カラダを温める服装……下半身を重点的に温める「頭寒足熱《ずかんそくねつ》」が基本

冷えるとカラダは硬くなります。だからこそ、毎日の服装でも冷やさない工夫が必要です。最近はファッションの流行なのか、冬でも半袖を着ている人や、夏は下着のような服で歩いている女性が目につきます。これでは、わざわざカラダを冷やしているようなものです。

服装で最も大切なことのひとつは「頭寒足熱」。下半身を常に上半身より温かくして、足元を一番温かく、上に行くほど涼しい服装を心がけましょう。下半身のほうが寒い服装をしていると、足元まで行った血液が滞って戻ってきにくくなり、血行が悪くなってしまいます。

特に気をつけたいのが、夏の服装です。夏は気温が高く、本来、暑さに対応するためカラダは冷えやすくなっているのに、クーラーのせいでさらにカラダを冷やしてしまいがちです。スカートよりパンツをはく、クーラーの効いた場所で長時間過ごすときはレッグウォーマーやひざ掛けなどを活用する、靴下を重ねばきするなど、**下半身を重点的に温めるように工夫しましょう。**映画館など、長時間じっとしていなければならない場合では、肩にストールをはおるのではなく、そのストールで足元を覆うようにすることです。

また、汗をかくとカラダが冷えるので、服や下着はできるだけ、汗をどんどん吸収する綿などの自然素材のものを身につけるようにしましょう。

これは夏に限ったことではありませんが、**お腹を温める服装も効果的です。**漢方では、「お腹」を「お中」といいます。これは文字通り、お腹はカラダの中心だということ。ここを温めることで全身が温まって代謝がよくなり、その結果、体調がよくなると考えるのです。最近では、薄くて保温性が高い腹巻きもたくさん出回っていますから、大いに活用するといいでしょう。特に冷え症の人は腹巻きをした上から、お腹や腰の部分に使い捨てカイロなどを、やけどに注意して貼ると効果的です。

それ以外にも、冬の外出時にはマフラーや帽子などで防寒する、前述した3つの首（首・手首・足首）を冷やさないようにするなど、ちょっとした工夫が大切です。

◆夏でも心がけたい"冷えとり"スタイル◆

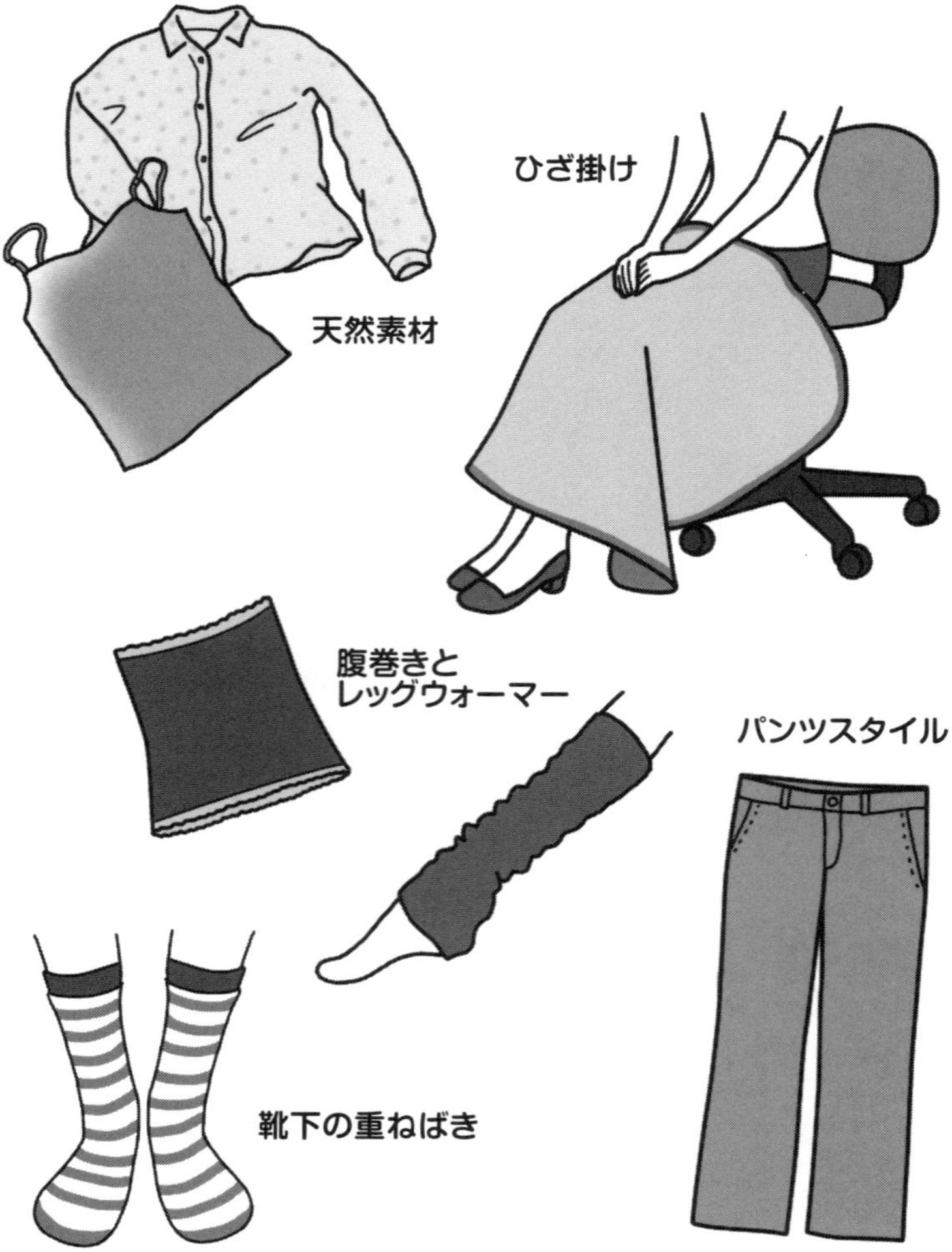
ひざ掛け
天然素材
腹巻きと
レッグウォーマー
パンツスタイル
靴下の重ねばき

◎寝るときの工夫……下半身、特にお腹まわりを徹底的にガード

睡眠中は、健康な人でも体温が下がります。冷え症でもともと体温が低い人は、そこからさらに下がるわけですから、服装や寝具などに十分配慮して、特に下半身を冷やさないように気をつけましょう。腹巻きやカイロなどで、お腹を温めるとぐっすり眠れます。また、寒い時期は、靴下の重ねばきや湯たんぽなども効果的。就寝前にゆっくりお風呂に入ったり、酔いすぎない程度に日本酒の熱燗や赤ワインを飲んだりしても、温まります。

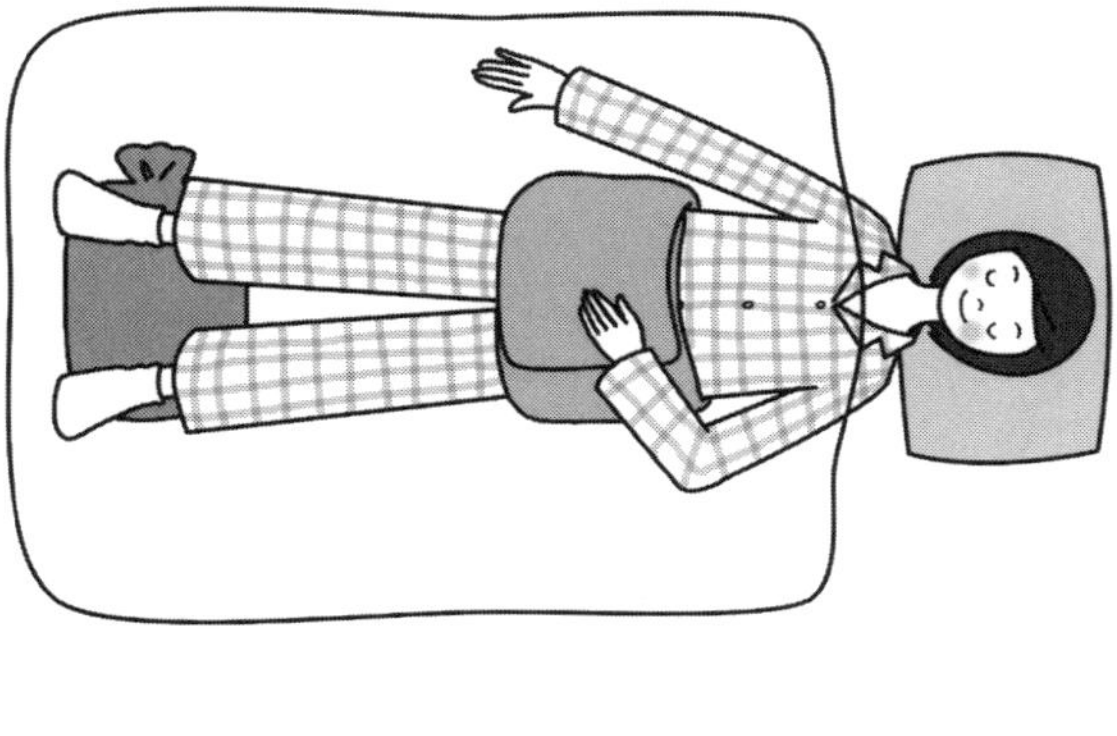

◎ビワの葉温灸……ビワの葉と市販の棒モグサで、自宅にいながら本格温灸！

昔から、ガンの自然療法として重宝がられてきた「ビワの葉温灸」。ガン以外にも、様々な痛みやコリ、胃腸病など、**冷えからくる症状にとてもよく効くといわれます。**

ビワの葉を20分ほど水につけて水けを拭き、葉の表面（色の濃い面）を患部にあて、その上に布と紙を重ねます。市販の棒モグサに火をつけ、上からあてて、熱くなったらパッと離しましょう。1日おき、または朝夕、ショウガ湿布（106ページ）と交互にやると、さらに効果的です。

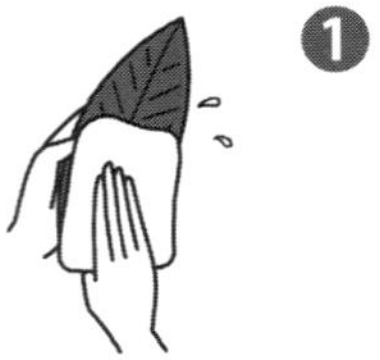

ビワの葉を20分水に浸し、水分をよく拭きとる

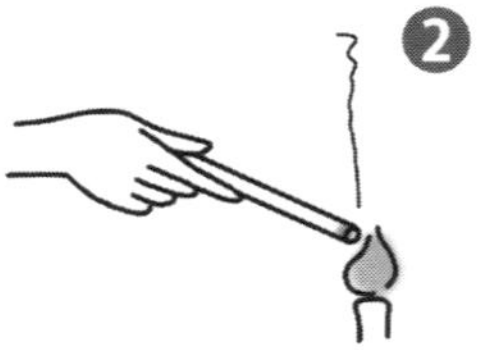

棒モグサに火をつける

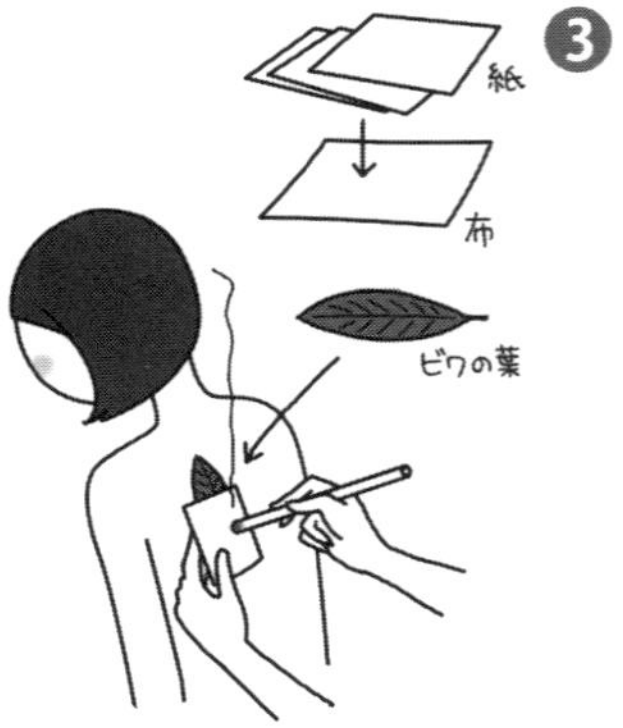

葉の表面を皮膚にあて、その上に布と紙を重ね、②をカラダの圧痛点に指圧するようにあてる

◎日光浴……生命の源、太陽の光を怖がる必要はない！

太陽光にあたると皮膚ガンになる、などという説がありますが、毎日、朝から晩まで、強烈な陽射しにさらされているのでない限り、特に神経質になる必要はありません。1日30分～1時間程度の日光浴はむしろ、積極的に行いたいもの。生命の源ともいえる太陽光には、**骨の強化に役立つ、血行をよくして新陳代謝や体熱の産出を促す、汗腺や皮脂腺からの老廃物の排泄を促す**など、硬いカラダをほぐして、健康にする作用がたくさんあるのです。

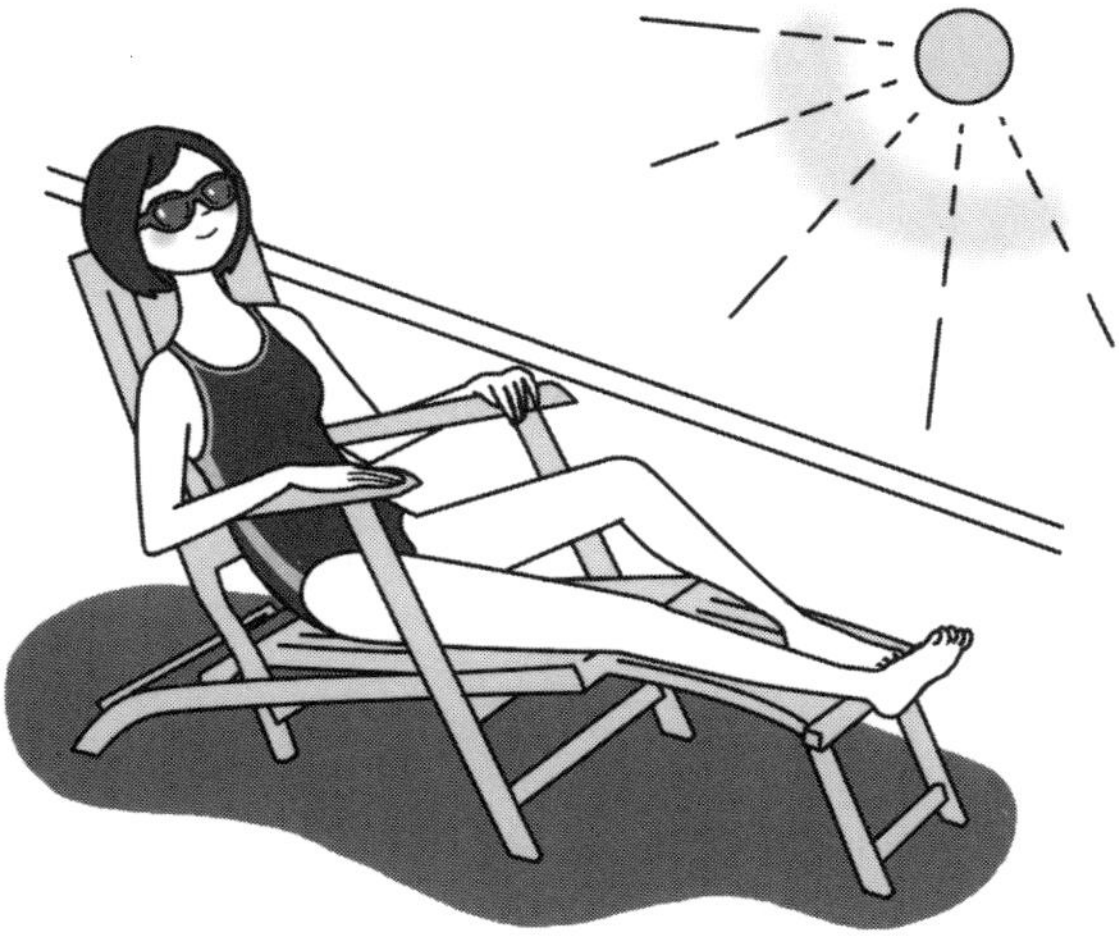

◎入浴……湯船につかることは、冷えたカラダを温める即効薬！

お風呂上がりには、カラダがほぐれて柔らかくなっていることを実感するはず。これは、入浴の温熱効果で血行がよくなり、筋肉の可動域が広がっているからです。血行が促進されると、酸素や栄養が内臓や筋肉などに届きやすくなり、腎臓や肺からの老廃物の排泄も活発に。血液が浄化されて、**疲労回復や病気予防につながります**。さらに、お湯の圧力によって血液やリンパの流れがよくなるので、**むくみや冷えも解消します**。そのほかにも、ストレス解消や痛み・コリの改善、免疫力アップ、美肌効果など、入浴による恩恵は計り知れません。

こうした入浴の健康効果を十分に引き出せるのが**「半身浴」**です。みぞおちから下を湯につけ、15〜30分以上入浴します。お湯の温度はぬるめにしましょう。大量の汗をかくことで余分な水分を排出でき、冷えやすい下半身が温まります。植物や塩、酒などを湯船に入れる**「薬湯」**も効果的です。

驚くほど汗が出て、シャキッと元気になる！

◆カラダすっきり半身浴◆

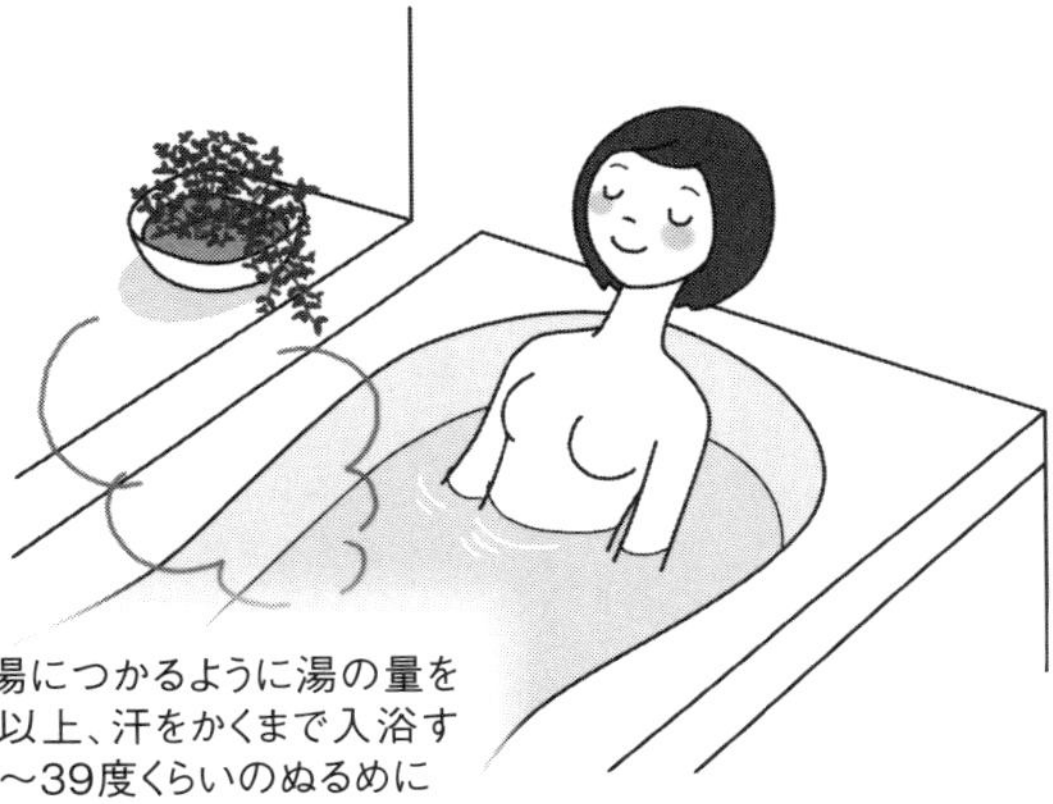

みぞおちから下が湯につかるように湯の量を調節。15〜30分以上、汗をかくまで入浴する。湯の温度は38〜39度くらいのぬるめに

簡単にできる自家製薬湯

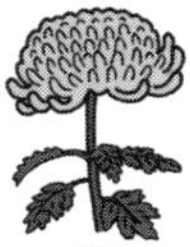

菊
数枚の葉を布袋に入れて湯船に。傷やケガの治癒を早める

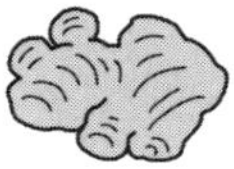

ショウガ
すりおろしたショウガを布袋に入れ、湯船に。冷え症や腰痛、不眠の改善などに

塩
ひとつかみの自然塩を入れる。冷え症や水太り、風邪の予防などに

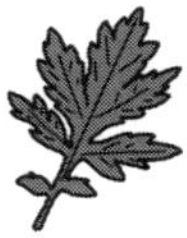

ヨモギ
生または乾燥させた葉を布袋に入れ、湯船に。冷え症、痔、婦人病などに

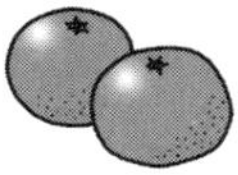

ミカン
果皮を乾燥させて入れる。冷え症や風邪の初期、ストレスの解消などに

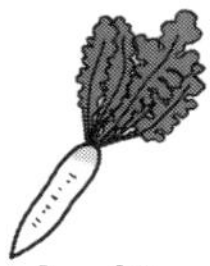

大根
天日で1週間ほど干した葉を煮出した汁を入れる。冷え症、神経痛などに

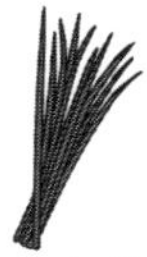

ショウブ
根、茎、葉の全体を生のまま入れる。冷え症、食欲増進、疲労回復などに

手浴・足浴……入浴より手軽。湯の温度が下がらないようにして10～15分

手のひらや足の裏には、内臓などにつながるツボが多数存在します。この部分を温めることで、内臓の働きが活発になり、全身がポカポカと温まってほぐれてくるのです。42度くらいの熱めの湯に、手や足を10～15分ほどつけるだけ。風邪や生理などで入浴できないときは、この「手浴」や「足浴」を実行しましょう。ときどき差し湯をするなどして、**湯の温度が下がらないようにするのがポイント。**自然塩をひとつかみ、湯に加えるとさらによく温まります。

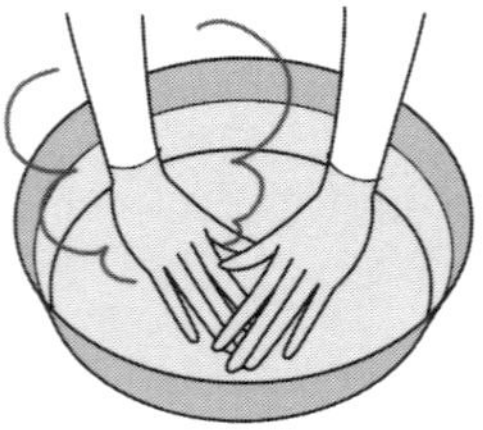

手　浴
両手首から下を、42度くらいの湯に10～15分つける

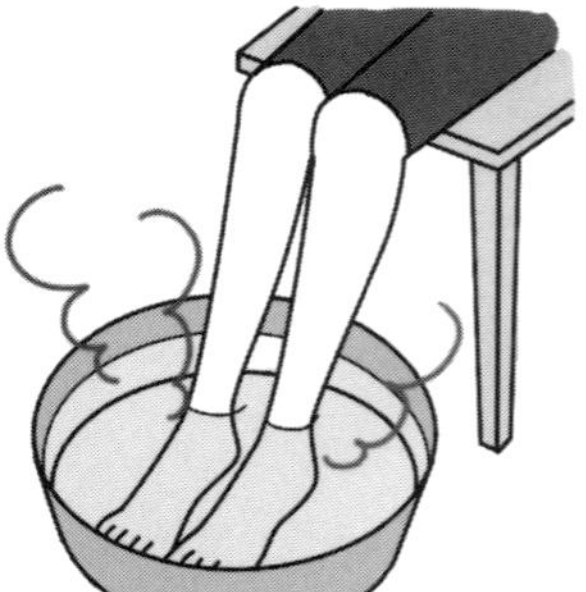

足　浴
42 度くらいの湯に、両足首より下を 10 ～ 15 分つける

◎サウナ浴……スッキリ爽快！の入浴後は、水分を少し控え目に

厳寒の地、フィンランドがサウナ発祥の地といいますから、サウナがいかにカラダを温めてほぐすかがわかります。高温のサウナ室内では、血管が拡張して血行がよくなるのはもちろん、大量の汗をかくことで、カラダにたまっていた余分な水分が排出されます。サウナから出るとスッキリ爽快に感じますが、ここで冷たい水を飲みすぎると、また水分をためてしまうので、控え目に。**サウナと冷水シャワーを交互に繰り返すと、汗の出がさらによくなります。**

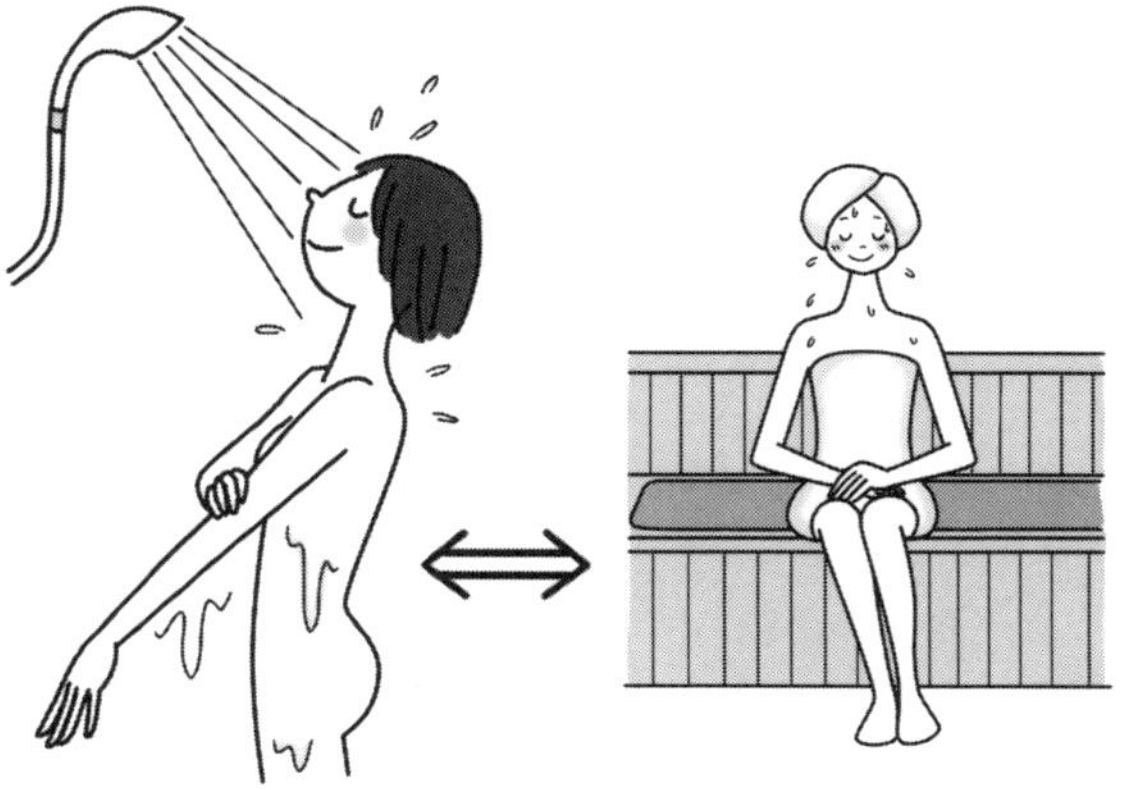

1回のサウナ浴は5〜10分が目安（我慢しすぎないこと）。汗が出てきたら外に出て、冷水シャワー（水風呂でもOK）を。これを交互に繰り返すと、血液循環がよくなり、発汗しやすくなる

「マッサージ」や「ツボ押し」でほぐす

◎塩もみマッサージ……塩で発汗や保温、水や脂肪の排出を促し、美肌効果も！

自然塩は、生命のエッセンスといっても過言ではありません。私たちのカラダの中では、カルシウムや鉄、亜鉛、カリウム、マグネシウムなど、約１００種類ものミネラルが大切な働きをしていますが、これらのミネラルからできているのが天然の塩なのです。食べるのはもちろん、**肌につけることでも、発汗作用や保温効果、余分な水や脂肪の排出、美肌づくりなどに役立ちます。**入浴したら、塩もみマッサージを行って、カラダの硬さをほぐしましょう。コリや脂肪が気になる部分を、自然塩をまぶした手でもみほぐしていきます。洗い流すと、肌もツルツルになっているでしょう。

カチカチ・ブヨブヨをほぐす！ ツルツルになる！

◆ 血行促進塩もみマッサージ ◆

❶
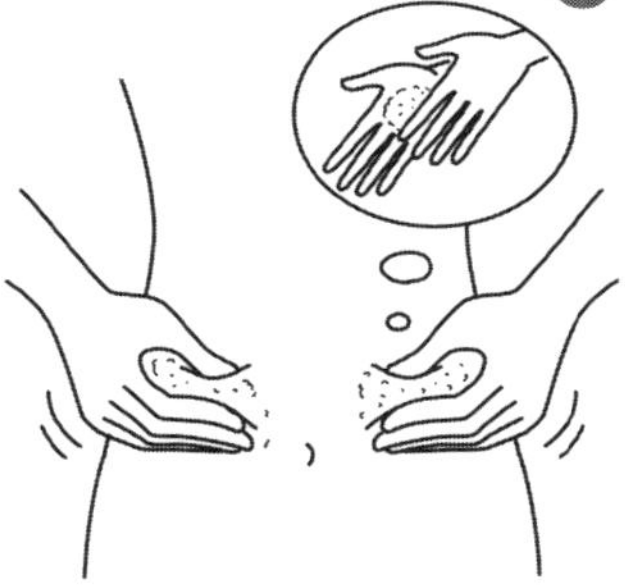
入浴後、両手に塩をたっぷりつけて、お腹の脂肪をつまみ、外に向かって絞り出すようにもむ

❷
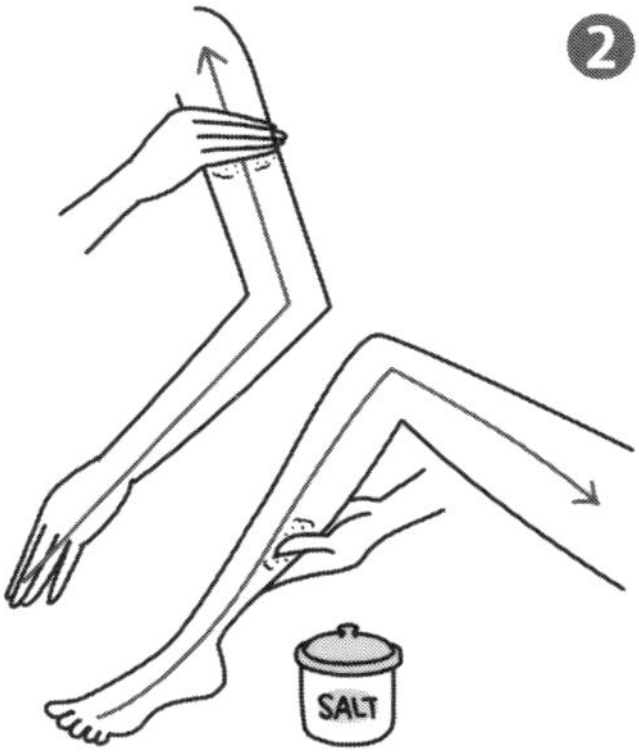

腕を手の先から肩に向かって、脚をつま先から太ももに向かって、こすり上げるようにもむ（肌が弱い人は強くこすりすぎないように注意）

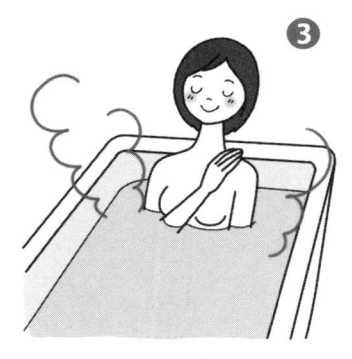

❸

カラダについた塩を洗い流して再び浴槽へ。湯船にも塩をひとつかみ入れるとさらに効果的

❹
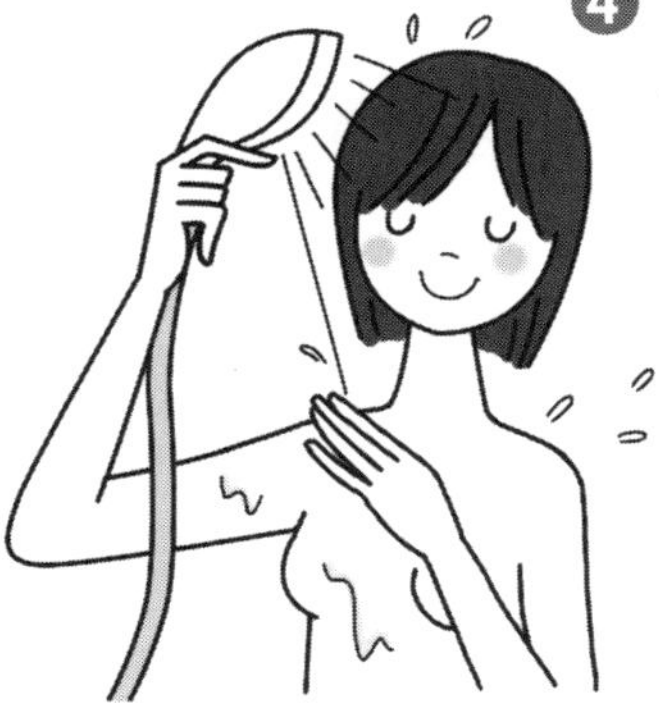
お風呂から上がるときに、冷水シャワーをかける

◎ツボ押し……「痛気《いた》持ちいい」感覚を頼りに、カラダの声を聞きながら押す

ツボを押したり、マッサージしたりすると、カラダがほぐれてコリや痛みがやわらぐのは、誰もが経験していることでしょう。

東洋医学では、カラダの中を「**気・血・水**」の生命エネルギーがめぐっていると考えます。この「気」のエネルギーの通り道を「**経絡**《けいらく》」といい、「**ツボ（経穴**《けいけつ》**）**」はこの経絡に点在して、エネルギーが足りなくなったり滞ったりしていることを知らせる、シグナルのような役目をしています。

カラダが硬くなって、冷えているということは、「気・血・水」の生命エネルギーが正常にめぐっていないということ。まずは、血行をよくして、冷えた硬さをほぐすツボを指で押してみましょう。ツボの正しい位置は、周囲を押してみて「痛気持ちいい」という感覚が全身に響く場所を探すのがコツ。ツボの位置も押す強さも、カラダの声をじっくり聞くようなつもりでいると、不思議とわかるものです。

◆ 血行をよくして冷えた硬さをほぐすツボ ◆

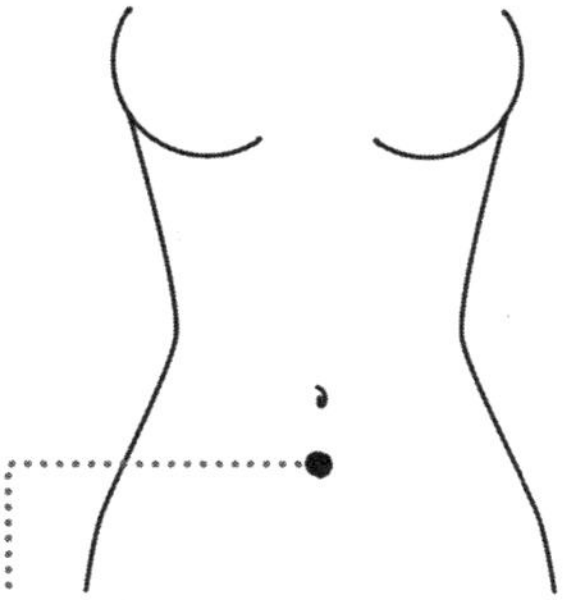

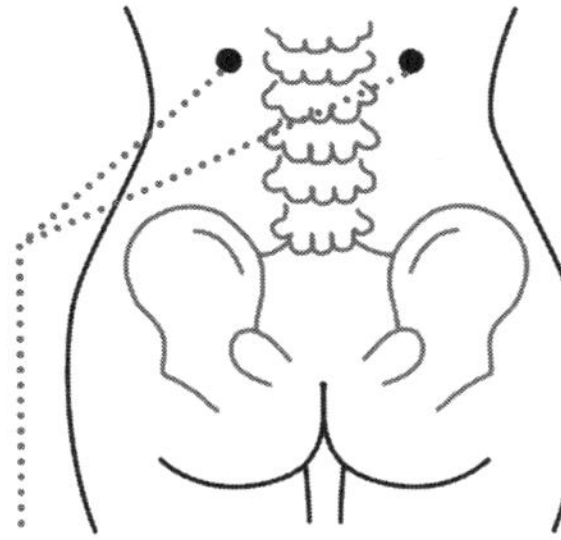

関《かん》 元《げん》

へそから指幅3本分ほど下のところにあり、生理時の下腹部の痛み、生理不順に効くといわれる。両手を重ね、腹部がへこむ程度に軽く押す

三《さん》 焦《しょう》 兪《ゆ》

第一腰椎から両側へ指幅2本分ほど外側。外部の温度にあわせて血液循環を調節する役目がある。親指で強く押すと、冷えやのぼせに効果が

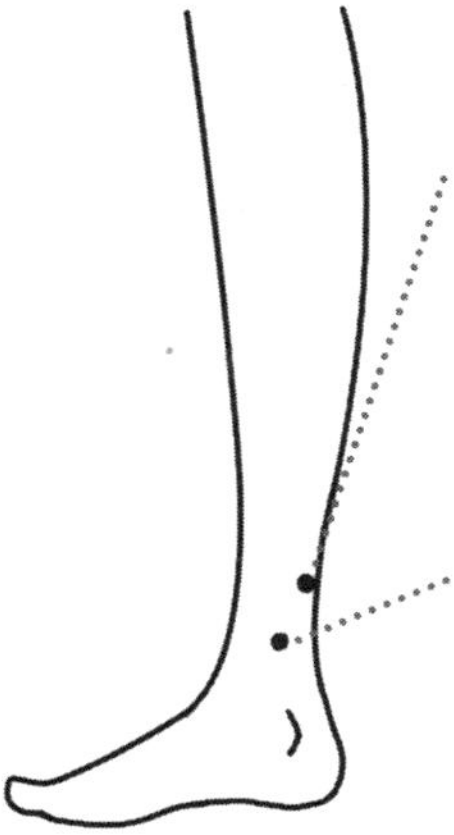

築《ちく》 賓《ひん》

内くるぶしから指幅5本分上、1本分後ろにあるツボ。親指で強く指圧すると、足の血行がよくなり、主に手足の冷えを改善

三《さん》 陰《いん》 交《こう》

内くるぶしから指幅4本分ほど上にある。特に冷えや生理痛などに効果が高いといわれるツボ。生理前、このツボに米粒を貼っておくだけでもラクになるといわれる

「食べ物」でほぐす

◎陽性の食べ物……「北方産・硬い・塩辛い・暖色」が、カラダを温めるキーワード

漢方では、カラダを温める食べ物を**「陽性食品」**、カラダを冷やす食べ物を**「陰性食品」**と分けています。宇宙のあらゆる現象が「陽」と「陰」に分かれると考え、人間も例外ではありません。筋肉が発達し、いつもカラダが温かい人は「陽性体質」、筋肉が少なく、脂肪や水が多くてカラダが冷えている人は「陰性体質」です。本来、陽性体質の人は陰性食品を多く食べ、陰性体質の人は陽性食品を多く食べるのが健康の秘訣なのですが、**カラダが冷えて硬い人のほとんどは陰性体質。**従って、次ページを参考にして、カラダを温める陽性食品を多くとるようにしましょう。

陽性食品・間性食品・陰性食品の主な特徴と代表例

	陽性食品	間性食品	陰性食品
色	赤・黒・橙	黄〜うす茶	青・白・緑
産地	温帯〜寒帯	温　帯	熱帯〜亜熱帯
硬さ	水分が少ない、硬い	中　間	水分が多い、柔らかい
代表的な食べ物・飲み物	●北方産のもの［塩ザケ・タラなど］ ●根菜［ゴボウ・ニンジン・レンコン・ショウガ・ヤマイモなど］ ●塩辛いもの［塩・みそ・しょうゆ・梅干し・漬け物など］ ●黒っぽいもの［紅茶・海藻・小豆・黒豆・納豆・黒ゴマなど］ ●和菓子・黒砂糖 ●日本酒・赤ワイン・黒ビール・梅酒・ウイスキーのお湯割り ●赤身の肉・チーズ・卵・赤身の魚・甲殻類 ●ネギ・玉ネギ	●北方産の果物［リンゴ・ブドウ・サクランボ・プルーンなど］ ●黄色のもの［玄米・玄麦・トウモロコシ・ヒエ・アワ・大豆など］ ●サツマイモ・ジャガイモ	●南方産のもの［バナナ、パイナップル、マンゴーなど南方産の果物・カレー・トマト・コショウ］ ●葉菜［キャベツ・レタスなど］ ●柔らかくて水分の多いもの［バター・マヨネーズなど］ ●白いもの［白パン・白米・うどん・白砂糖・化学調味料など］ ●水・ジュース・緑茶・ビール・コーヒー・白ワイン・牛乳

・間性食品は、陰・陽どちらの体質の人が食べても、健康を増進することはあっても、害することはない。
・陰陽を迷う場合は、色よりも産地を優先する。陰性体質の人が陰性食品を食べたいときは、塩や熱を加えるとよい。

◎ニンジンジュース……必要なビタミンやミネラルを含むミラクルジュース

「イシハラ式健康法」に欠かせないもののひとつが、この「ニンジンジュース」です。もう30年近く前、自然療法の勉強に赴いたスイスの病院で出あって以来、ずっと提唱し続けています。ニンジン2本とリンゴ1個で作るこのジュースには、**人間のカラダに必要な、約130種類のビタミンやミネラルがすべて含まれている**といわれています。脳の働きを促し、生活習慣病の原因になる老廃物や余剰物の燃焼や排出も促します。

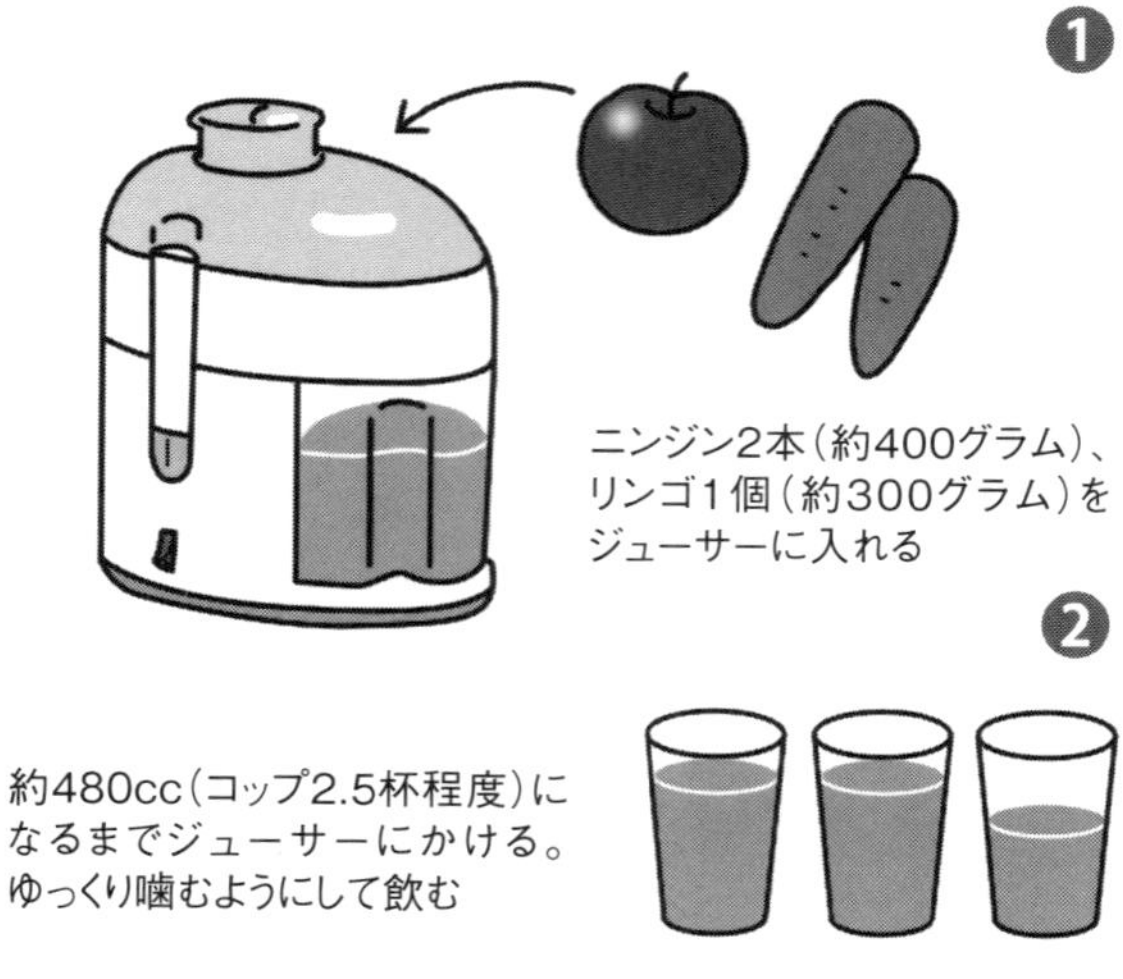
❶
ニンジン2本（約400グラム）、リンゴ1個（約300グラム）をジューサーに入れる
❷
約480cc（コップ2.5杯程度）になるまでジューサーにかける。ゆっくり噛むようにして飲む

◎ ショウガ紅茶……カラダを温める健康促進茶を水代わりに常飲！

「ニンジンジュース」と並んで、「イシハラ式健康法」のもう1本の柱になっているのが「ショウガ紅茶」です。実際、これにはとてつもないパワーがあり、毎日3～6**杯飲むだけで、さまざまな心身の不調から解放されるといえます。**紅茶に含まれるカフェインには利尿作用があり、赤い色素のテアフラビンがカラダを温めます。これにショウガの発汗・保温・利尿作用などが加われば、まさに鬼に金棒！ カラダを芯から温めて、硬さをほぐしてくれます。

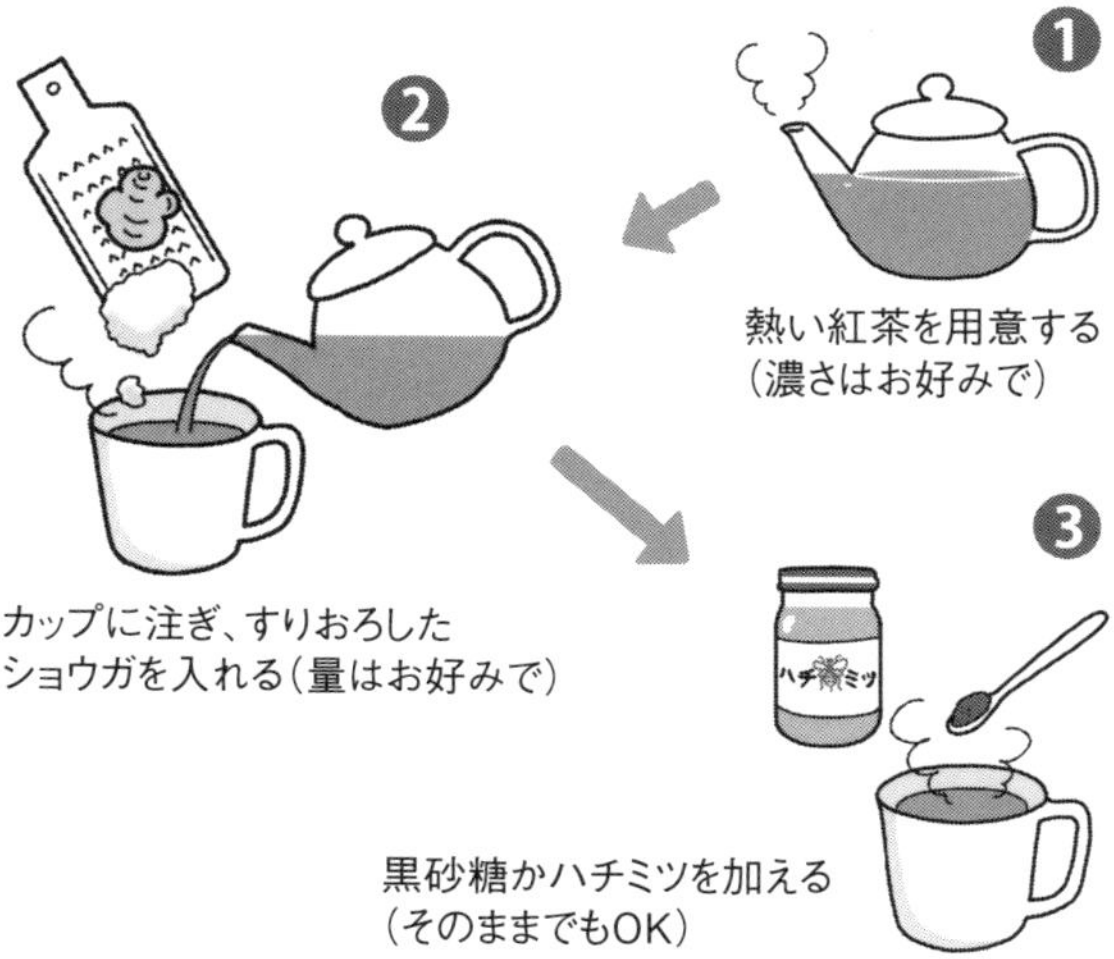

1 熱い紅茶を用意する（濃さはお好みで）

2 カップに注ぎ、すりおろしたショウガを入れる（量はお好みで）

3 黒砂糖かハチミツを加える（そのままでもOK）

◎半断食……慣れれば空腹に悩まされず、ずっと続けられるのが魅力！

カラダを硬くしている大きな原因のひとつは**「食べすぎ」**。現代人の多くは、知らず知らずのうちに、必要以上の食べ物を口にしているのです。これを改善するには、「食べる量を減らす」ことが効果的なことは誰にでもわかりますが、食事制限は容易なことではありません。そこで、この「半断食」です。**朝はニンジンジュースだけを飲み、昼食には薬味を効かせたそばを。夕食は和食を中心に、好きなものを好きなだけ食べてOK。空腹を感じたり水分がほしくなったりしたときは、黒砂糖を入れたショウガ紅茶を飲みましょう。**この食生活に慣れれば、空腹に悩まされることなく、自然に食べる量を減らせます。夕食には好きなものを食べられるし、お酒が好きな人は我慢しなくていいので、ストレスも感じずにすみます。寝起きの朝は本来、それほど食べられないはず。糖分、ビタミン、ミネラル、水分を十分に含み、胃腸に負担をかけずに吸収できるニンジンジュースが一番いいのです。

柔軟力と免疫力アップ！ ダイエット効果も抜群！

◆ イシハラ式「半断食」を基本食に ◆

ニンジンジュース（124ページ）をゆっくり噛むようにして飲む。作る時間がない人は市販のものでもOK。ニンジンが苦手な人は、ショウガ紅茶（125ページ）を1〜2杯飲むだけでも

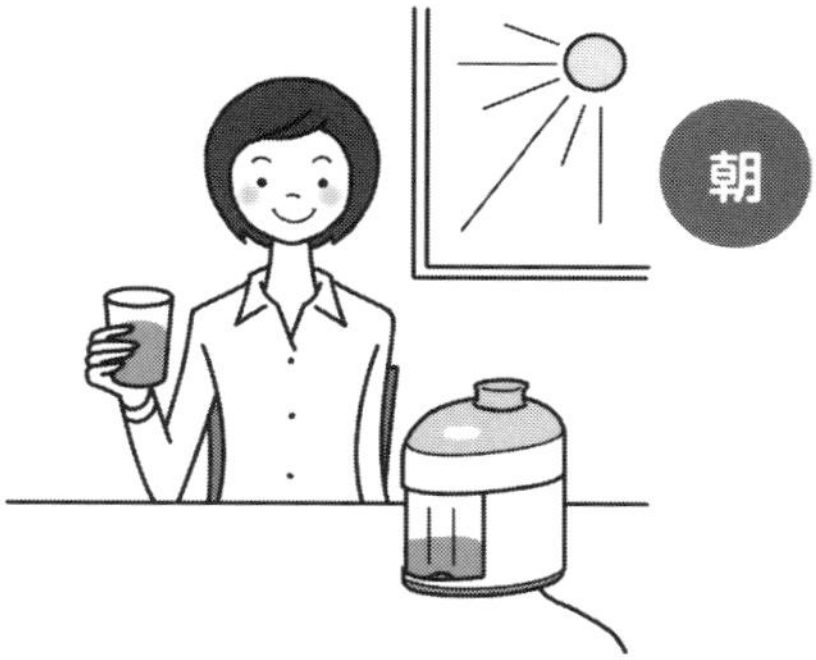

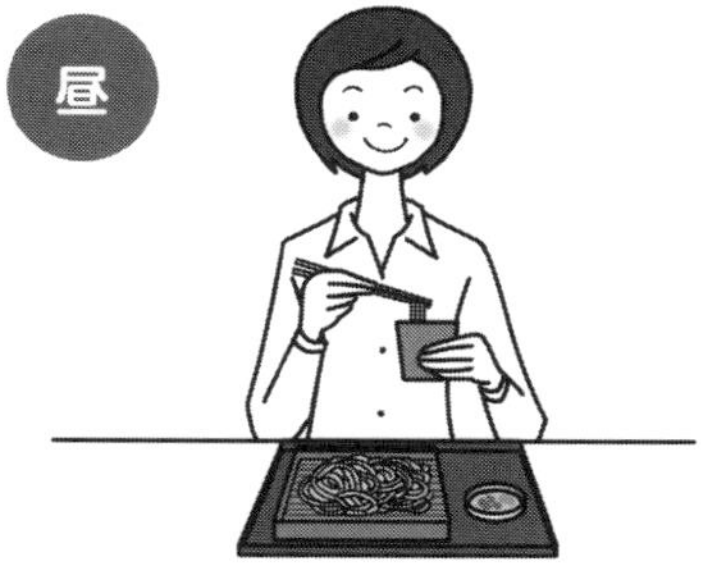

ざるそば、とろろそば、わかめそばなどを、カラダを温めるネギやワサビ、唐辛子などの薬味と一緒に食べる。または軽い和食やトマトソース系のパスタなどを、腹七分目ほど食べる

和食を中心に、好きなものを好きなだけ食べてよいが、できるだけ、カラダを温める「陽性食品」（122ページ）を選んで食べるようにする。お酒も飲みすぎなければOK。よく噛み、楽しみながら食べること

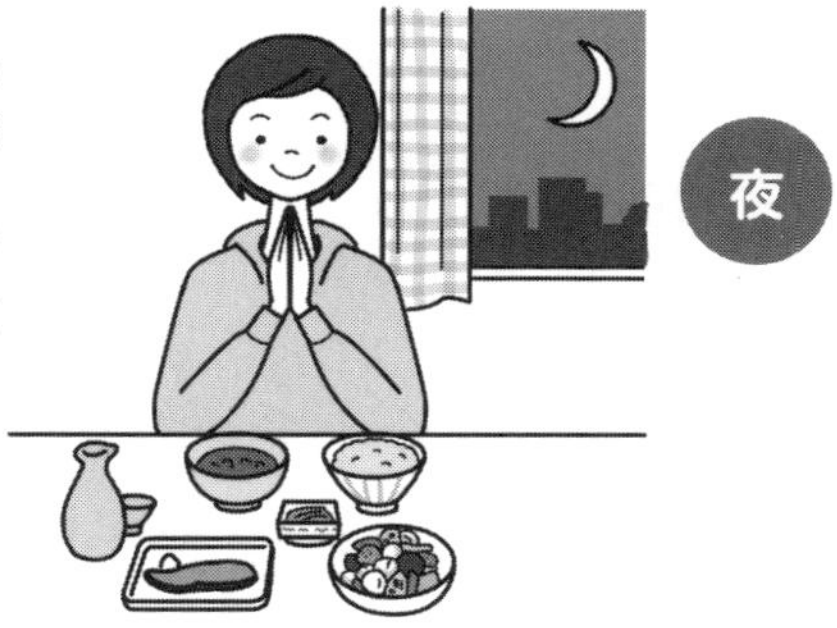

「リラックス」してほぐす

◎笑う……笑顔で声を出すだけで、自己治癒力が湧き出てくる

人間のカラダは、**全身に力を入れてカチカチに硬くなった状態では、笑えないようにできています。**おかしくて笑っているときは、自然に大きく息を吐き、全身から力が抜けているはずなのです。つまり、心身の硬さをほぐすのに、笑うことはとても効果的。心から大きな声で笑うと、気持ちがリラックスして、脳内の神経細胞からβ-エンドルフィンという物質が分泌され、気分がよくなります。さらに、腹筋も使うため、血行がよくなって、体温も上昇。自然治癒力がアップすることもわかっています。「笑う門には福来《きた》る」というのは、まさに至言なのです。

◎歌う……カラオケで十八番を歌って、ストレスと硬さを追い払おう！

大きな声で歌を歌うと、息を十分に吸ったり吐いたりしなければならないので、**腹式呼吸をしているような状態になります。**その結果、横隔膜が大きく動くことで内臓がマッサージされ、働きがよくなります。また、腹筋や大胸筋などを動かすので体温も上昇。楽しく歌うとストレスも解消し、心身ともに硬さを緩めることができます。

◎飲酒……「適度な飲酒」は緊張を緩めるのに効果的

適度な量のアルコールは精神の緊張を緩め、血行を促進してカラダを温めるのに役立ちます。とはいえ、もちろん飲みすぎには注意してください。同じ飲むなら、カラダを冷やすビールや白ワイン、冷酒より、**日本酒の熱燗や赤ワイン、焼酎のお湯割り**などを飲むようにしましょう。

◎アロマテラピー……リラックスできる香りを寝室やお風呂で楽しもう

植物から抽出した精油で心やカラダを癒すアロマテラピー。一般に、**ラベンダーやカモミール、サンダルウッド**などの精油が、リラックス効果が高いといわれますが、自分がリラックスできると感じる香りが一番。ティッシュに1、2滴垂らして枕元に置いたり、湯船に入れたりして、心身の緊張を緩めるのに役立てましょう。

◎快眠……90分の何倍かの睡眠時間ですっきり目覚める工夫を

1日の疲れをリセットして硬さをほぐすのに、最も大切なのは睡眠です。いい睡眠とは、浅い眠りのレム睡眠と深い眠りのノンレム睡眠とが一定のリズムで交互に訪れる眠りのことをいいます。通常、このサイクルは約90分ごとに繰り返されるといいますから、**90分の何倍かの睡眠で目覚めるようにすると、すっきり起きられます。**

実践！「硬いカラダ」をほぐす1日

ここでは、この章で紹介してきた「硬いカラダ」をほぐすためのさまざまな方法を、どうやって1日の生活にとり入れていけばいいのかを「朝昼夜」に分けて具体的に提案していきます。

●朝のカラダ柔らか生活術

朝は1日のうちで一番、カラダが硬い時間帯。体温も下がっています。少しずつカラダを動かして、徐々に体温を上げていきましょう。歯を磨きながらスクワットをするなど、**「筋肉のびのび1分運動」**を。朝は、前日の夕食を食べたきり何も食べていない、いわば、軽い断食状態にあるわけです。朝食は抜いて、胃腸に負担をかけず、必要な糖分やビタミン、ミネラルをしっかりとれる**「ニンジンジュース」**を飲みます。

●昼のカラダ柔らか生活術

昼は、カラダも活動的になっています。営業など、歩く仕事の人は問題ありませんが、事務職などのデスクワークに従事している人も、長時間じっと座りっぱなしでいないこと。1～2時間に1回は意識的に立ち上がり、軽くカラダを動かして、血行をよくしましょう。机に向かうときは、**正しい姿勢**を意識して。**靴下をはく、ひざ掛けを使う**などして、腰から下を冷やさないように注意します。

主婦などで家にいる時間が長い人は、家事や買い物などでできるだけカラダを動かすこと。それでも運動量が足りない場合は、買い物ついでに**ウォーキング**をするといいでしょう。

昼食には、カラダを温める**ネギやワサビ、ショウガ、唐辛子**などの薬味をたっぷり添えたそばがおすすめ。「毎日そばだと飽きる」という人は、軽い和食やパスタなどでもいいでしょう。ただし、この場合は、腹七分ぐらいの量にします。夕食までにお腹が空いたら、**ショウガ紅茶**を飲みます。

●夜のカラダ柔らか生活術

夜は本来、心身ともに緩んだ状態でリラックスして、自然に睡眠に向かっている時間帯。現代人は夜も仕事や社交に忙しく、緊張状態がずっと続いていることが、カラダを硬くしている一因だと思われます。

夕食は、和食を中心に好きなものを好きなだけ食べていいのですが、カラダを温める**「陽性食品」**をできるだけ意識してとりましょう。玄米ご飯に**焼き魚**、**根菜の煮物**、**納豆**に**漬け物**、**ワカメのみそ汁**などが理想的ですね。お酒が好きな人は、**日本酒の熱燗**や**焼酎のお湯割り**などを適量飲んでも大丈夫です。

食後1時間以上おいてから、**「半身浴」**でたっぷり汗をかきましょう。**「血行促進塩もみマッサージ」**も行うと、カラダが引き締まり、肌もつるつるになります。

お風呂から上がって、カラダが柔らかくなったところで、**「カラダほぐし10分体操」**を。毎日続けると必ず、柔軟度がアップします。そして、カラダが冷えないうちに、素早く就寝！ **アロマテラピー**などでリラックスして、ぐっすり眠りましょう。

モデルケースを参考に実践しよう!

◆ 硬さをほぐす朝・昼・夜のすごし方 ◆

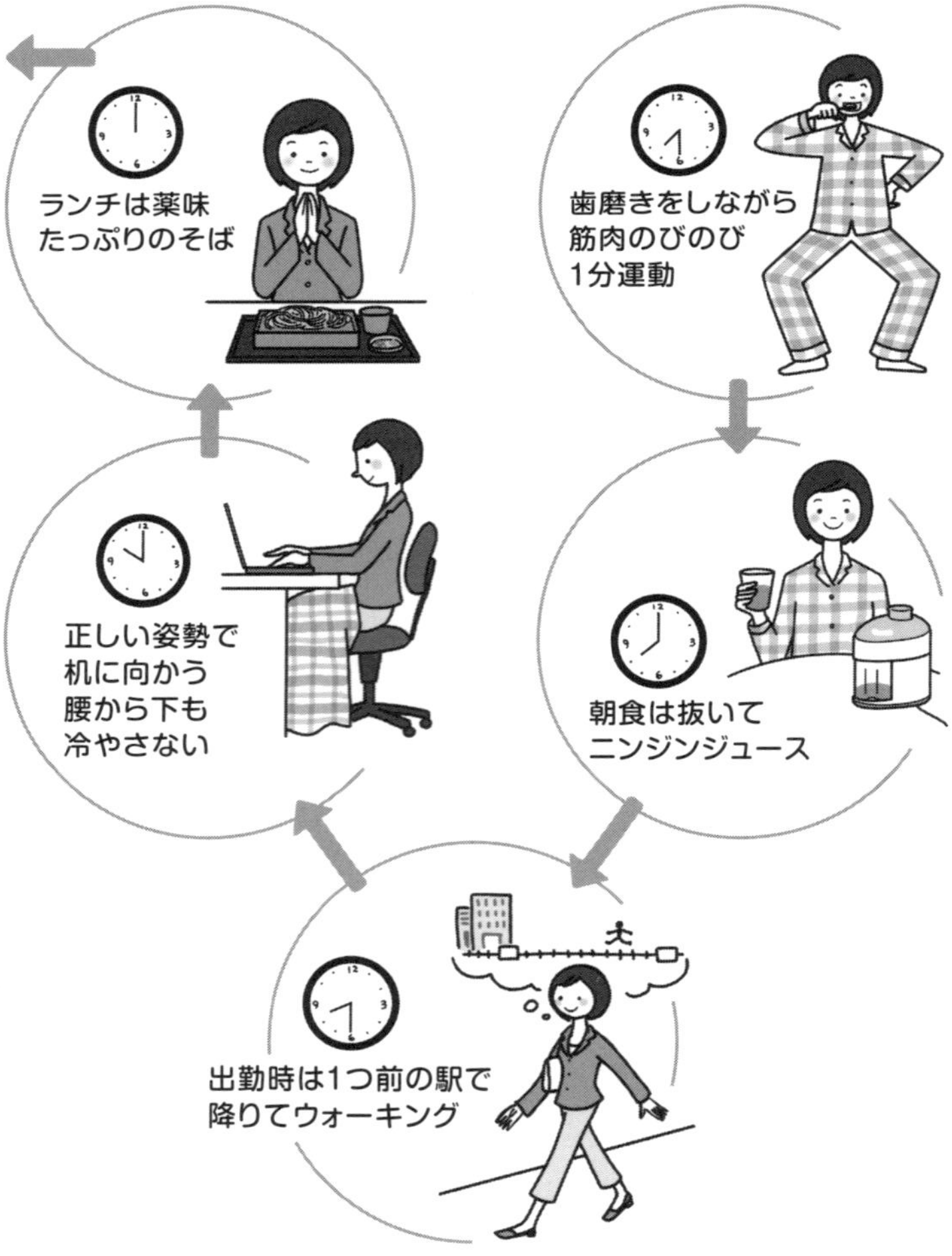
歯磨きをしながら
筋肉のびのび
1分運動
朝食は抜いて
ニンジンジュース
出勤時は1つ前の駅で
降りてウォーキング
正しい姿勢で
机に向かう
腰から下も
冷やさない
ランチは薬味
たっぷりのそば

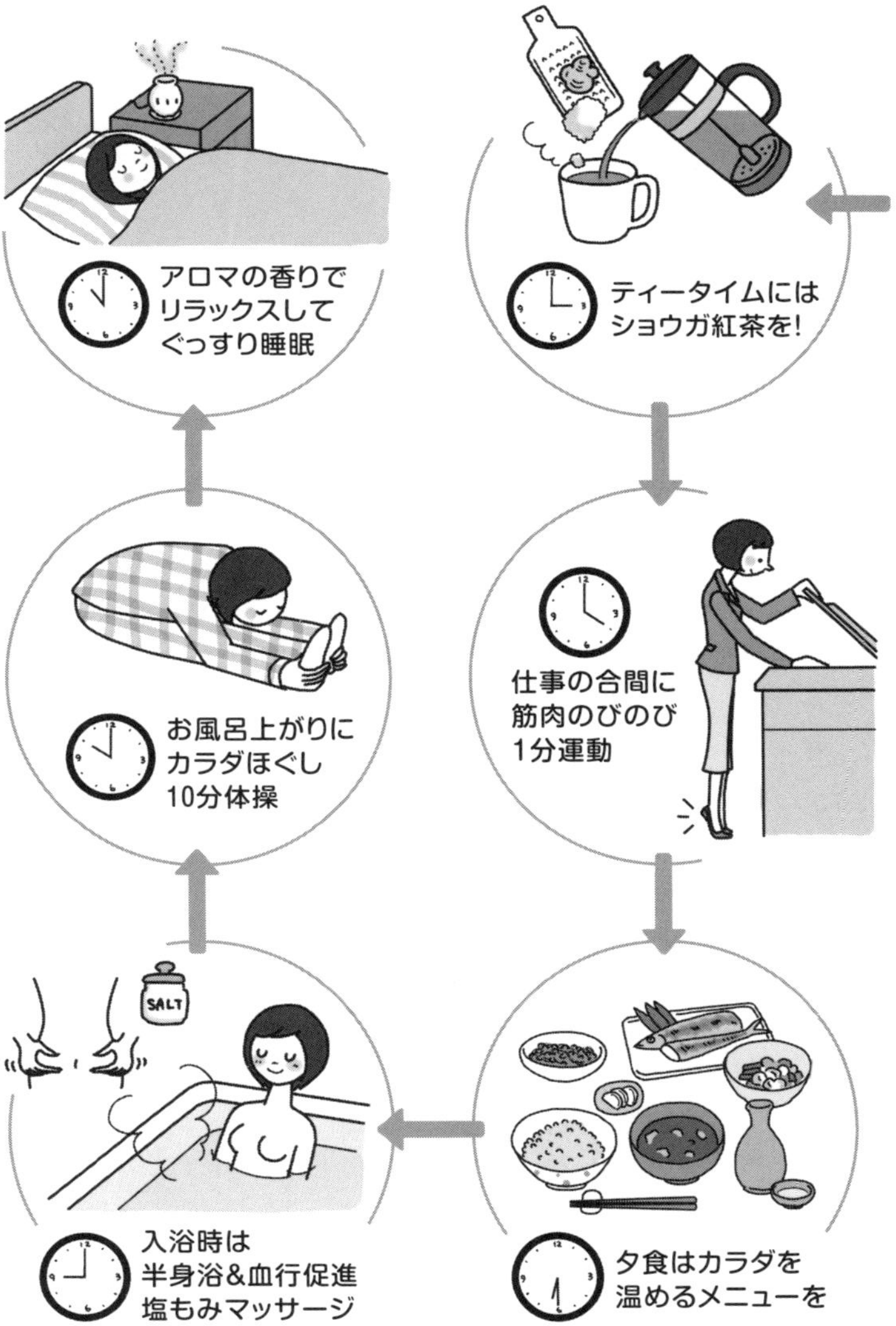
ティータイムには
ショウガ紅茶を！
仕事の合間に
筋肉のびのび
1分運動
夕食はカラダを
温めるメニューを
SALT
入浴時は
半身浴&血行促進
塩もみマッサージ
お風呂上がりに
カラダほぐし
10分体操
アロマの香りで
リラックスして
ぐっすり睡眠

●春夏秋冬・硬くならないすごし方

人間のカラダも自然の一部なので、季節に合わせて少しずつ変化しています。**春**は、冬から夏へと移り変わる時期。カラダの中も交感神経（緊張の神経）優位から副交感神経（リラックスの神経）優位へと変化しているため、バランスをくずしやすくなります。何となくだるいときは熱めのお風呂や運動で交感神経を刺激し、イライラしたりドキドキするときはぬるめのお風呂にゆっくり入るなどして、副交感神経を刺激しましょう。**夏**は、副交感神経優位になるとともに、汗と一緒にカラダに必要なビタミンやミネラルも流出してしまい、冷房の影響もあって、だるさを感じやすくなります。カラダを温めて血流をよくし、糖分をしっかりとることが、だるさに負けない秘訣です。**秋**は夏の疲れが出やすい時期。冬に向かって早く交感神経が優位になるように、筋肉運動をしたり、熱めのお風呂に入ったりしましょう。ショウガや唐辛子などの刺激物も交感神経の働きを活発にします。寒い**冬**は、とにかく冷やさずに温めること。食事や服装、入浴などで、カラダを徹底的に温めてほぐしましょう。

第4章

27の症状別・病気別

「カラダの硬さ」をほぐして病気を治す

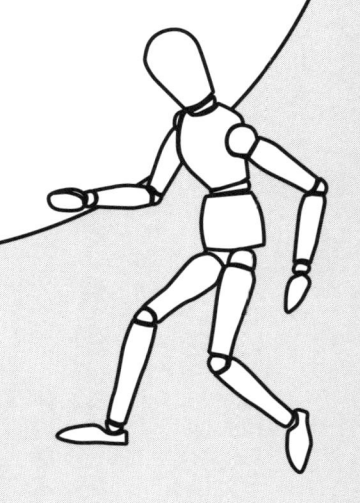

「カラダの硬さ」をほぐさないまま、ずっと放置しておくと、下半身の筋肉はどんどん衰え、全身の血行や代謝も悪くなって、さまざまな病気や症状を引き起こしてしまいます。これらの病気や症状は、第3章で紹介した軽い運動や正しい姿勢、入浴や服装などの温める生活習慣、食べ物、リラックス法などによって、予防・改善することができます。また、諸症状によっては、より効果が期待できる方法もあります。

この章で紹介する27の症状や病気は、カラダの硬さをほぐすことで、予防したり、治したりすることができるものです。

それぞれで紹介した方法の中から、自分自身で簡単にできることを1つでも、2つでも、実践してみましょう。**実際にやってみて、「なんとなく気分がいい」「体調がよくなった気がする」と感じられるものが、自分に合った方法です。**長く続けることが大切なので、無理をしたり、我慢して行ったりするのはかえって逆効果です。

まずは、1週間続けてみましょう。カラダがポカポカと温かくなり、硬さが徐々にほぐれてきて、動くのが苦にならなくなってくるはずです。それと同時に、気持ちも前向きになり、心身ともに健康になっていくのが実感できるでしょう。

【①頭痛】

ほとんどの痛みは「冷え」と「水（湿気や体内の余分な水分）」が原因であることが多く、頭痛も例外ではありません。とにかくカラダを温め、利尿や発汗を促して、余分な水分を排出しましょう。薄着や冷房などで冷やさないことも大切です。

おすすめのほぐし法

◆**ショウガ湯**（カップ1杯の熱湯に、すりおろしたショウガ10グラムと黒砂糖適量を入れる）に、**くず粉**3グラムを加えてよく混ぜ、飲む。

◆**ネギ**5cm分を細かく刻み、**みそ**10グラムとよく混ぜ合わせたものに、熱湯を注いでさらに混ぜて飲み、すぐに就寝する。

◆2つの洗面器を用意し、一方には42～43度の湯、もう一方には水を入れて、それぞれに5分ずつ**両手**をつけて、**温冷浴**をする。

【②肩コリ】

肩コリは、首から肩、背中にかけての筋肉の血行不良や冷えが大きな原因です。運動不足や、肩や腕、背中の筋肉が衰えることによって起こります。アイソメトリック運動などで、特に上半身の筋肉を鍛えましょう。ショウガ紅茶や入浴などで、全身の血行をよくすることも大切です。漢方薬の「葛根湯《かっこんとう》」も効果があるとされています。

✚おすすめのほぐし法

◆上半身を鍛える**アイソメトリック運動**（92ページ）を行う。

◆**バンザイ運動**（96ページ）を行う。

◆肩や首を**ショウガ湿布**（１０６ページ）で温める。

◆**ニンニク風呂**（ニンニク１個を刻んで布袋に入れて縛り、湯船に入れる）に入る。

【③四十肩・五十肩】

四十肩、五十肩の原因は、肩や腕の筋力低下。これによって肩関節の動きのバランスがくずれ、肩関節のまわりに炎症が起きてしまうのです。この炎症が神経を刺激して痛みが生じ、悪化すると腕が上がらなくなることも。痛みが引くまでは安静にし、痛みがおさまってきたら、風呂上がりなどの血行がよいときに、できるだけ大きく肩や腕を動かしましょう。ノースリーブなど、肩を冷やす服装は厳禁です。

✚おすすめのほぐし法

◆**アイロン体操**を行う。肩が痛いほうの手をだらんと下げ、アイロンなどの重いものを持って、前後に動かしたり、大きく回したりする。

◆痛くない範囲で、**カラダほぐし10分体操**（81ページ）を行う。

◆外出する際も、肩に使い捨てカイロや温湿布を貼って温める。

【④腰痛・ギックリ腰】

私たちは腰や脚で全身の体重を支えているため、下半身の筋力が低下してくると支えきれなくなって、腰痛やギックリ腰になります。筋力のみならず、下半身全体の力が低下することを「腎虚《じんきょ》」といいますが、最近は20代の若者にも腎虚が増え、腰痛に悩む人が増えているようです。また、慢性的な腰痛は、入浴してカラダが温まり、発汗すると痛みがやわらぐことから、やはり「冷え」と「水」が原因であるとも考えられます。水分を排出し、内側から温めてほぐすことが大切です。

腰を冷やさずに積極的に温めてほぐし、ウォーキングやスクワットなどで下半身を鍛えましょう。

また、根菜類、ゴボウやニンジン、レンコン、ヤマイモなどをたくさん食べることも、下半身や腰を強くするための方法です。玉ネギも、含有成分の硫化アリルがカラダを温めるので、痛みに効きます。

◆ 腰痛は「下半身の硬さ」をほぐして解消! ◆

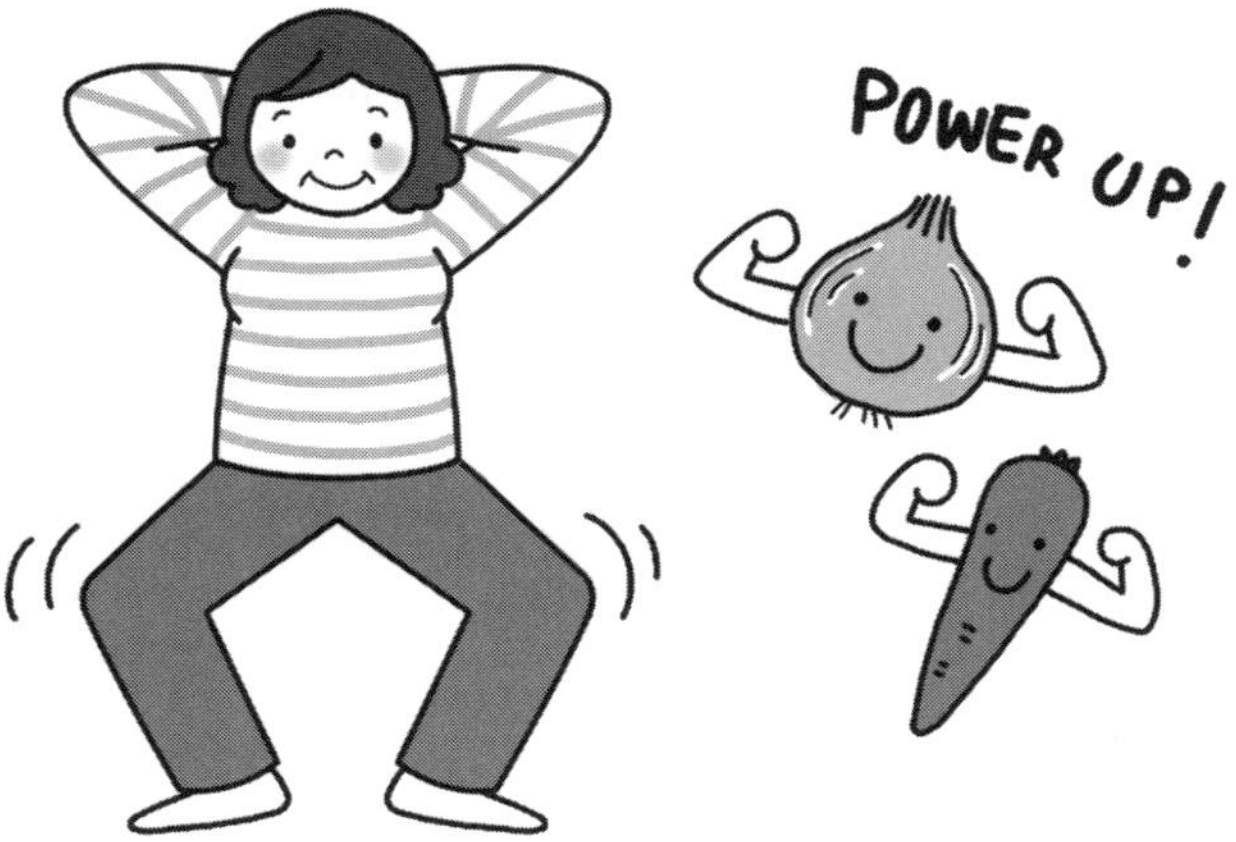

おすすめのほぐし法

◆**スクワット**(90ページ)を行う。負担が大きい人は、太ももをできるだけ高く上げる**もも上げ運動**でもいい。

◆左右の足の指をできるだけ大きく開き、開きが悪いところに、ガーゼかティッシュペーパーを丸めて挟み、テープで固定した状態で寝る。

◆ニンジン2本と玉ネギ50グラムをジューサーにかけ、**ニンジン・玉ネギジュース**を作り、飲む。

【⑤ひざ痛】

ひざ痛も腰痛と同様、下半身の筋力低下によって、ひざに体重負担がより多くかかることによって起こります。したがって、予防や改善には、足腰の筋肉を鍛えることが効果的です。特に、太もも前面の筋肉（大腿四頭筋《だいたいしとうきん》）を鍛えると、ひざにかかる負担が軽減されます。痛いからといって安静にしすぎると、さらに症状を悪化させる場合も。無理のない範囲で、適度に運動するように心がけましょう。

おすすめのほぐし法

◆**大腿四頭筋運動**を行う。イスに腰かけ、両脚のひざ下を揃えて伸ばし、太ももと同じ高さになるように上げる。次に、ひざを曲げて両太ももを上体に引き付ける。10回の曲げ伸ばしを1セットとし、5回行う。

◆保温のため、ひざに**サポーター**をする。使い捨てカイロや温湿布を貼った上からつけると、さらに効果的。

【⑥むくみ】

筋力が低下して冷えることで、血行が悪くなり、水の代謝、つまり水分を排出する力が弱くなると、カラダに余分な水分がたまります。これが、むくみの原因。たまった水分はさらにカラダを冷やすので、どんどん悪循環を招いてしまいます。むくみを解消するには、カラダを温め、腎《じん》の働きを活発にして、発汗や排尿を促すこと。ウォーキングや入浴、サウナなどで発汗を促し、全身の血行をよくすることも効果的です。

✚おすすめのほぐし法

◆**足浴**（116ページ）を行う。お湯の中にひとつかみの**塩**を入れてから足浴をすると、さらに効果的。

◆強力な利尿作用を持つイソクエルシトリンを含む**むきゅうり**をたくさん食べる。ただし、きゅうりはカラダを冷やす陰性食品なので、冷え症の人は、塩もみやぬか漬けにして、陽性食品に変えて食べるとよい。

【⑦シミ・シワ・くすみ】

肌を老化させる3大要因は、**「紫外線・血行不良・乾燥」**とされています。紫外線を浴びると、細胞を守ろうとして、皮膚にはメラニン色素が大量に生じます。それがそのまま排出されずに残って沈着すると、シミになるのです。

また、血行が悪いと、肌細胞の新陳代謝が落ち、老廃物やメラニン色素なども排出されなくなって、やはりシミやくすみの原因になります。

もちろん、乾燥は肌の大敵！　細胞内の水分が不足すると、肌のバリア機能も低下

◆皮膚を内側から柔らかくしてアンチエイジング！◆

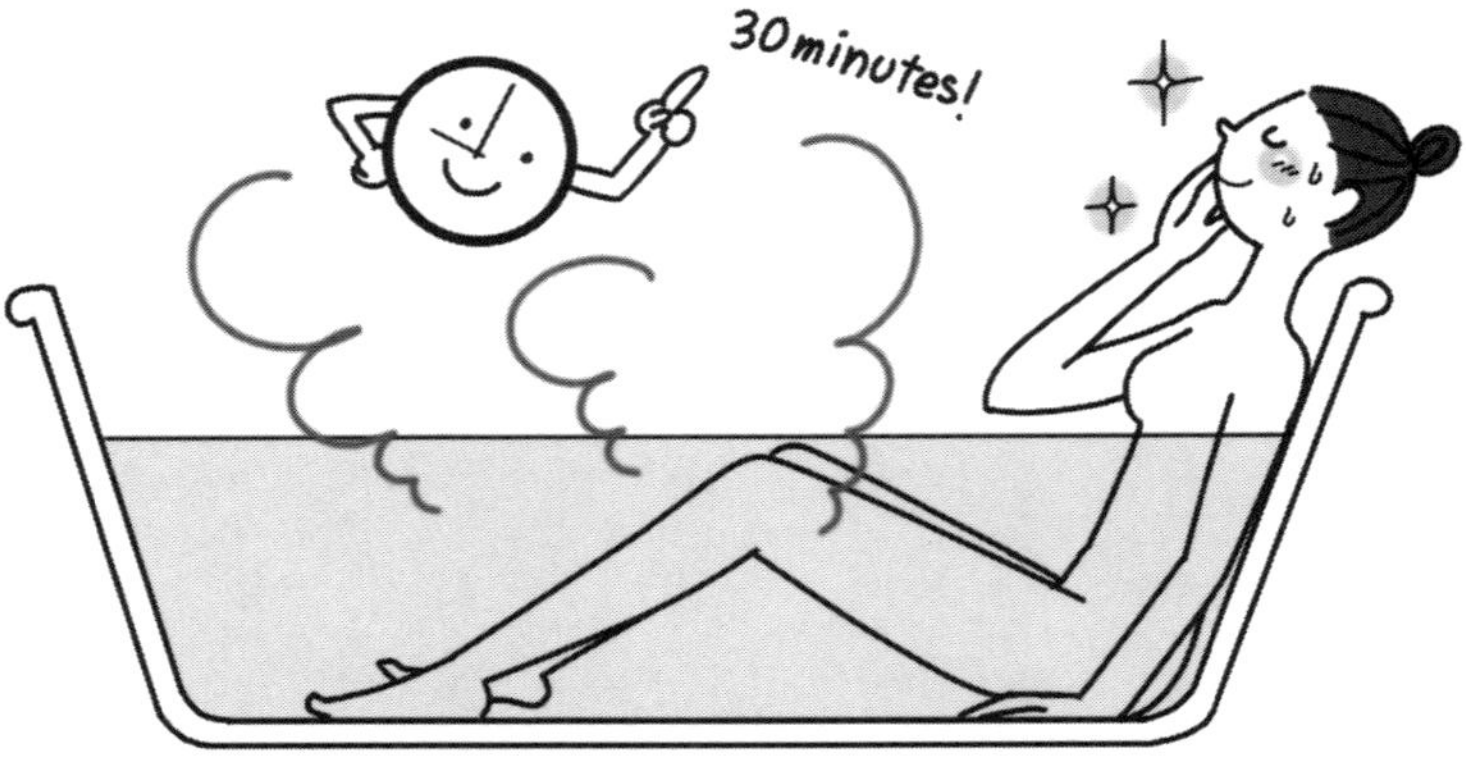

し、紫外線や活性酸素などの攻撃を受けるため、肌荒れやシワが生じてしまうのです。

美肌を保つには、紫外線や乾燥を防ぐのはもちろんですが、実は**日頃からカラダを内側から温めて、皮膚の血行をよくして柔らかくしておくことが大切**なのです。力士やスポーツ選手の肌は、シミが少なく、ツヤツヤと輝いていることが多いですね。これはいつも筋肉運動をすることで血行がよく、肌細胞の新陳代謝が活発だからです。

おすすめのほぐし法

◆**半身浴**（115ページ）や**サウナ浴**（117ページ）でたっぷり汗をかく。

◆**ウォーキング**（97ページ）や**首・手首・足首ゆるゆる体操**（100ページ）を行う。

◆**ヤマイモ、オクラ、サトイモ、もずく、**納豆などのヌルヌル・ネバネバ食品を積極的に食べる。これらに含まれるムチンという成分は、肌細胞の保湿性を保ち、若々しい肌づくりに役立つ。

【⑧白髪・抜け毛・薄毛】

意外に思うかもしれませんが、頭髪の悩みは、下半身の衰えである「腎虚《じんきょ》」が原因で起こることが多いのです。最近、20代や30代の人でも若白髪や抜け毛、薄毛に悩む人が増えているのは、パソコンなどの前に座りっぱなしで、足腰が弱っていることも一因なのです。解決策としては、**下半身の筋肉を鍛える運動**や、**海藻**や**黒豆**などの黒い食べ物などがおすすめです。

✚おすすめのほぐし法

◆**ウォーキング**（97ページ）などの運動で下半身を動かし、全身に血液を送る。

◆新陳代謝を高め、若さを保つ甲状腺ホルモンの主な原料であるヨードを大量に含んでいる**海藻**を積極的に食べる。

◆海藻のほかにも、**黒豆**や**黒ゴマ**、**のり**、**小豆**、**黒米**などの黒い食べ物を多く食べる。

【⑨不眠】

不眠で悩む人のほとんどが冷え症。一般的に、心地よく眠りにつくときは体温が低くなっていくものなのですが、冷え症の人はもともと体温が低いので、それ以上下がらず、そのために、なかなか眠れないのです。したがって、不眠を解消するにはまず、カラダをほぐして温めること。入浴でカラダを温めれば、入浴後は必ず体温が低下していきますから、機を逃さずに布団に入るようにしましょう。

おすすめのほぐし法

◆就寝の直前に入浴する。**ショウガ風呂**（すりおろしたショウガを布袋に入れて湯船に）や**塩風呂**（ひとつかみの自然塩を湯船に）に入ると、さらに効果的。

◆シソの葉とショウガはどちらもカラダを温め、しかも鎮静・安眠作用がある。青ジソの葉2～3枚をあぶったものを手でもんで器に入れ、ショウガ汁5～10滴を加え、熱湯を注いだ**「シソの葉加ショウガ湯」**を就寝前に飲む。

【⑩冷え症】

カラダの硬さやコリ、痛みなどの大きな原因のひとつが〝冷え〟です。ガンをはじめ、ほとんどの病気は、冷えからくるといっても過言ではありません。体温の40％以上は筋肉から発生していることを考えると、筋肉が少なくて血流が悪い人はカラダも硬いし、冷えやすいのです。食べ物や運動などで、日頃からカラダをほぐし、温める工夫が必要です。**ショウガ紅茶**も冷えに抜群の効果があります。

✚おすすめのほぐし法

◆**筋肉のびのび1分運動**（90ページ）を積極的にとり入れる。

◆**簡単にできる自家製薬湯**（１１５ページ）を作り、湯船に入れて入浴する。

◆カラダを温める**陽性食品**（１２２ページ）をたくさん食べる。

【⑪便秘・痔】

腸は冷えると働きが悪くなり、便秘や下痢をしやすくなります。また、排便には腹筋力が必要なので、腹筋の衰えも便秘の原因になります。痔は、肛門へ分布している静脈の血行が悪くなって起こります。タクシーの運転手など、**ずっと座りっぱなしの仕事の人は、常に血管が圧迫されているので要注意です。**しかし、痔になる最大の原因は便秘。まずは、便秘を解消することです。腹筋運動や半身浴などで、冷えて硬くなった腸を温め、動かして、排便を促すようにしましょう。

おすすめのほぐし法 ―便秘―

◆**腹筋力アップ運動**（95ページ）や、腹部に力を入れる**アイソメトリック運動**（92ページ）を、積極的にとり入れる。

◆入浴時に、湯船で**腹式呼吸**を行う。大きく息を吸いながらお腹をふくらませていき、大きく息を吐きながらお腹をへこませる。10回ほど繰り返す。

◆**アロエ煎じ汁**を飲む。水洗いしたアロエの葉2～3枚を薄切りにしたものを、コップ1杯の水が半量になるまで煎じて飲む。

◆繊維質が多い、**小豆**や**黒ゴマ**、**ゴボウ**、**プルーン**などを食べる。

おすすめのほぐし法 ― 痔 ―

◆**ニラ湿布**をする。ニラの葉50グラムをすりつぶして絞り汁を作り、ガーゼに浸して患部に塗ると、かなりの即効性を発揮する。もちろん、食べても効果あり。

◆**ニンニク**1個を刻んで布の袋に入れ、風呂を沸かす前から湯船に入れておく。

◆ニンジン1本と**ホウレンソウ**100グラム、**パイナップル**200グラムをジューサーにかけた生ジュースを飲む。ホウレンソウには痔の妙薬となるクロロフィルが、パイナップルには血流が滞る原因のフィブリンを分解する成分が、それぞれ含まれる。

【⑫アレルギー】

まさに「現代病」ともいえるほど、アレルギーに悩む人は年々増加しています。花粉やハウスダスト、特定の食べ物など、アレルギーの原因物質（アレルゲン）が体内に入ると、カラダが抗原抗体反応を起こし、アレルギー反応を引き起こすのです。

アレルギー性結膜炎（涙）、鼻炎（くしゃみ・鼻水）、ぜんそく（薄い水様の痰）、アトピー（湿疹の化膿《かのう》）のように、アレルギーの症状は体内から液体が出てくるのが特徴。これはカラダの中にたまっている余分な水分を排出しようとする反応なのです。

◆アレルギーはクスリで抑えずに出す！◆

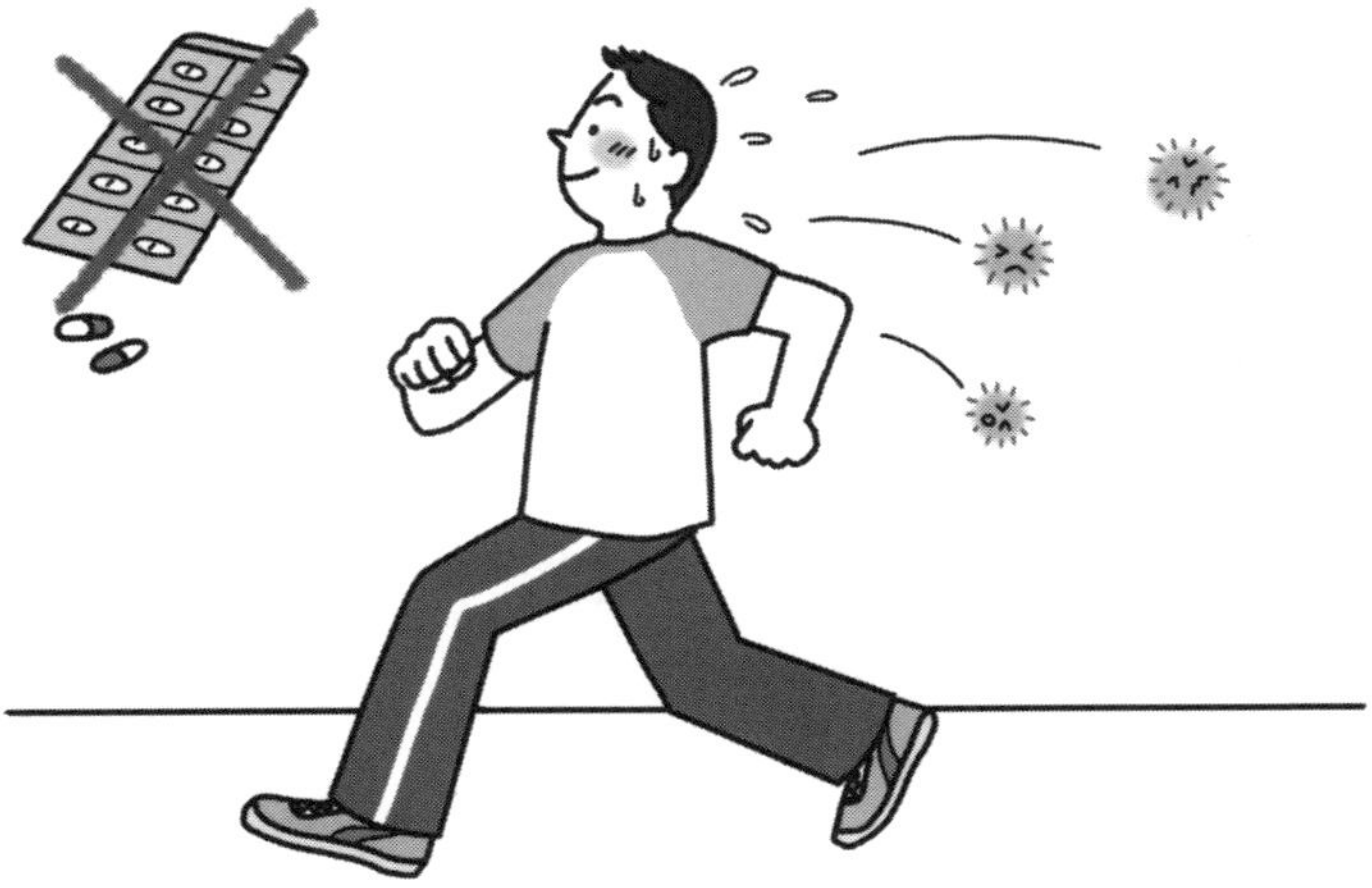

西洋医学では、この反応をクスリで抑えようとしますが、それではカラダの「余分な水を排出したい」というサインを無視することになります。反応は止めずに、できるだけ速やかに進行させるのが正解。**運動や半身浴などで発汗を促し、ショウガなど、血行をよくして、体内の水分を排泄させる作用のある食材をとり入れましょう。**

おすすめのほぐし法

◆**ウォーキング**（97ページ）やスポーツ、入浴、サウナなどで発汗を促す。

◆**ショウガ紅茶**（125ページ）の利尿・発汗作用で、余分な水分を排泄する。

◆**ネギ、玉ネギ、ニンニク、ニラ**などのアリウム属の野菜をみそ汁に入れる。**みそも**カラダを温める陽性食品なので、血行促進、発汗・利尿作用がアップする。

◆アレルギー症状を改善する成分、アストラガリンを含んでいる**柿の葉茶**（柿の葉を天日で乾燥させて刻み、蒸して陰干ししたものを煎じる。市販品でもOK）を飲む。

【⑬高血圧・脳卒中】

甲状腺《こうじょうせん》や副腎の病気などの一次疾患がない限り、若い人が高血圧になることはほとんどありません。しかし、誰でも歳をとれば、血圧は上がっていきます。これは、年齢とともに下半身の筋肉が減ることと無関係ではありません。筋肉が減ると、筋肉の毛細血管も減り、そこを流れていた血液は上半身に集まってしまうのです。そうすると当然、血圧が上がります。脳卒中は、それが極まった状態です。

✚おすすめのほぐし法

◆**スクワット**（90ページ）や**ウォーキング**（97ページ）で、下半身を鍛える。

◆鍋に**玉ネギの薄茶色の皮**10グラムを入れ、水3カップ（600cc）を入れて煎じる。半量ほどになったら汁をこして、1日数回に分けて飲む。

◆**ニンジンジュース**（124ページ）に、**きゅうり**1本を加えたジュースを飲む。

【⑭狭心症《きょうしんしょう》・心筋梗塞《しんきんこうそく》】

狭心症や心筋梗塞も「硬い病気」の代表です。心臓の筋肉に栄養を送る冠動脈《かんどうみゃく》に血栓《けっせん》が詰まるということは、上半身に血液が多いからです。これも、下半身の筋肉が減ったことで毛細血管も減り、下半身を流れていた血液が上半身に上がったと考えられます。まずは、毎日運動して、下半身の筋肉を増やすこと。そして、**血液をサラサラにする作用や血管を拡張する作用がある食材を食べる**ようにしましょう。

おすすめのほぐし法

◆毎日、努めて**ウォーキング**（97ページ）を行うこと。

◆中国には、ラッキョウを使った狭心症の薬があるほど。**ラッキョウ**の塩漬けやしょう油漬けを1日3～5個食べる。

◆血液をサラサラにする**エビ**、**カニ**、**イカ**、**タコ**、**貝**などの魚介類や**青魚**を食べる。

【⑮胆石《たんせき》・尿路結石《にょうろけっせき》】

36・5度前後あるといわれる温かい体内で、石という硬いものができるということは、冷えている証拠。胆石や尿路結石の人はお腹をさわると冷たいのが特徴です。予防や改善は、日頃から運動や入浴、腹巻きなどでお腹を温めること。**石などのかたまりを溶かす成分を含んだセロリや魚介類なども効果的です。**

おすすめのほぐし法

◆1年を通じて**腹巻き**を着用する。胆石の場合は、右上腹部の胆のうの位置に、使い捨てカイロなどを貼ると、さらに効果的。

◆**レモン**1個分の絞り汁をコップ1杯の湯に注いで飲む。ハチミツを加えてもOK。

◆種を除いてつぶした**梅干し**1個とすりおろした**ショウガ**小さじ1を湯飲みに入れ、熱い番茶を注いで飲む。

【⑯ 肝臓病】

肝臓病を予防するには、**肝臓に負担をかけるタンパク質やアルコールの過剰摂取を避けるのが何よりです。**肝臓の働きが悪い人の右上腹部を触ってみると、硬く冷たい人がほとんど。温めて血行をよくしましょう。夜はアンカを抱いて眠り、昼間は使い捨てカイロを貼っていただけで、肝機能の数値が劇的に改善したという人もいます。魚介類やキャベツ、セロリ、パセリ、ニンジンなども効果があります。

おすすめのほぐし法

◆右上腹部（肝臓がある場所）に**ショウガ湿布**（１０７ページ）をする。

◆胆汁を出やすくする作用があるタウリンや強肝作用のあるメチオニン、コハク酸、ビタミンB_{12}などを多く含む**シジミ**を、みそ汁にして飲む。

◆**ニンジンジュース**（１２４ページ）に**キャベツ**を加えた生ジュースを作り、飲む。

【⑰子宮筋腫など婦人科系の病気】

子宮筋腫も、筋腫という硬いかたまりが体内にできる病気です。ほとんどの女性は、へそより下、子宮や卵巣が納まっている下腹部は冷たいことが多く、これは血行が悪いことを意味しています。子宮筋腫に限らず、生理不順や生理痛、卵巣のう腫、更年期障害などは、血の循環が悪くなって、子宮や卵巣の機能が低下していることが根本原因。**下腹部を温めて、血行をよくすること**をいつも心がけましょう。

✚おすすめのほぐし法

◆**スクワット**（90ページ）や**腹筋力アップ運動**（95ページ）などで、下半身の血行をよくする。

◆フライパンで乾煎りした**塩**を布の袋に入れ、下腹部を30～60分温める。

◆女性臓器の働きをよくするアルギニンを多く含む**ゴボウ**をたくさん食べる。

【⑱不妊】

男女ともに生殖器は、へそより下に存在します。下半身の冷えや筋力低下は、子宮や卵巣、睾丸《こうがん》などの血行を悪くし、機能を低下させてしまうこともあります。生殖器の機能の問題が不妊の大きな原因であることは間違いありませんが、食べすぎによるカラダの冷えもまた、精力減退を招くと考えられます。したがって、下半身の筋肉を鍛えたり、温めたりするほか、**食べすぎを慎む**ことも大切です。

おすすめのほぐし法

◆**ウォーキング**（97ページ）や**スクワット**（90ページ）などで、下半身の筋力を鍛え、血行をよくする。

◆**足浴**（116ページ）を行う。

◆**半断食**（126ページ）を基本食にして、食べすぎを防ぐ。

【⑲膠原病《こうげんびょう》】

膠原病は、代表的な「硬い病気」です。細胞が自分自身の体内に備わった免疫機構によって攻撃を受けて破壊され、再生ができないと、細胞と細胞をつなぎとめていた硬い膠原組織が増殖するため、臓器自体が硬くなってしまうのです。この膠原病も、漢方では冷えが原因と考えます。カラダをほぐして温める生活を心がけましょう。

おすすめのほぐし法

◆**カラダほぐし10分体操**（81ページ）を行う。

◆入浴後、血行をよくする**ツボ押し**（120ページ）を行う。

◆**ニラ**や**ネギ**、**玉ネギ**、**ニンニク**などをたくさん食べる。これらに含まれるイオウ化合物は、白血球を刺激してその数と働きを高め、免疫力を活発にする働きがある。

【⑳ 胃腸の不調】

胃腸の調子が悪いとき、みぞおちからお腹にかけてを触ってみると、硬く冷たく感じられることがあります。これは、胃腸が冷えて血行が悪くなり、胃袋や腸管などに余分な水分がたまっているからです。**軽い腹筋運動**や**入浴**、**腹巻き**やカイロなどで、お腹を温めましょう。**キャベツ**や**黒豆**、**ショウガ**なども効果的ですが、胃腸が不調だということは食べすぎていることも多いですから、食事の量を控えることも大切です。

おすすめのほぐし法

◆**「梅《ばい》しょう番茶」**を飲む。種を除いた梅干し1個を湯飲みに入れてつぶし、しょう油適量を加えて混ぜる。ショウガの絞り汁5〜6滴を入れたら、熱い番茶を注ぐ。

◆**ニンジンジュース**（124ページ）に**キャベツ**を加えた生ジュースを飲む。

◆**黒豆を黒砂糖で煮て食べる。**

【㉑肥満】

西洋医学では「肥満になるのは、消費カロリーよりも摂取カロリーが多いからだ」と、簡単にいい切ってしまいますが、そう単純なことではありません。実際、水を飲むだけで太る人もいるのです。**色白で汗かき、下半身がむくみやすい「洋ナシ型肥満」**は水太り。反対に、**筋肉質でお腹が出ている「リンゴ型肥満」**は固太りです。現代では圧倒的に「洋ナシ型」が多いといわれます。

カラダが冷えると、そこを保護するために脂肪がついてしまいます。水太りの人は、カラダを温めてほぐし、水分をいかに排出するかが大切です。以前、ダイエットをテーマにしたテレビ番組で、モニターのみなさんに腹巻きをしてもらっただけで、1週間で平均1・5kgも痩せたという結果が出ました。**夏でも薄い腹巻きをするなどして、お腹を温める**のはとても効果的です。

また、中年になってお腹にやたらと脂肪がついてくるのは、筋力が低下し硬くなっていることが原因のことも。筋力や筋量が低下すると、それを補充して内臓をガード

◆ 現代人に多い「洋ナシ型肥満」は温めダイエット! ◆

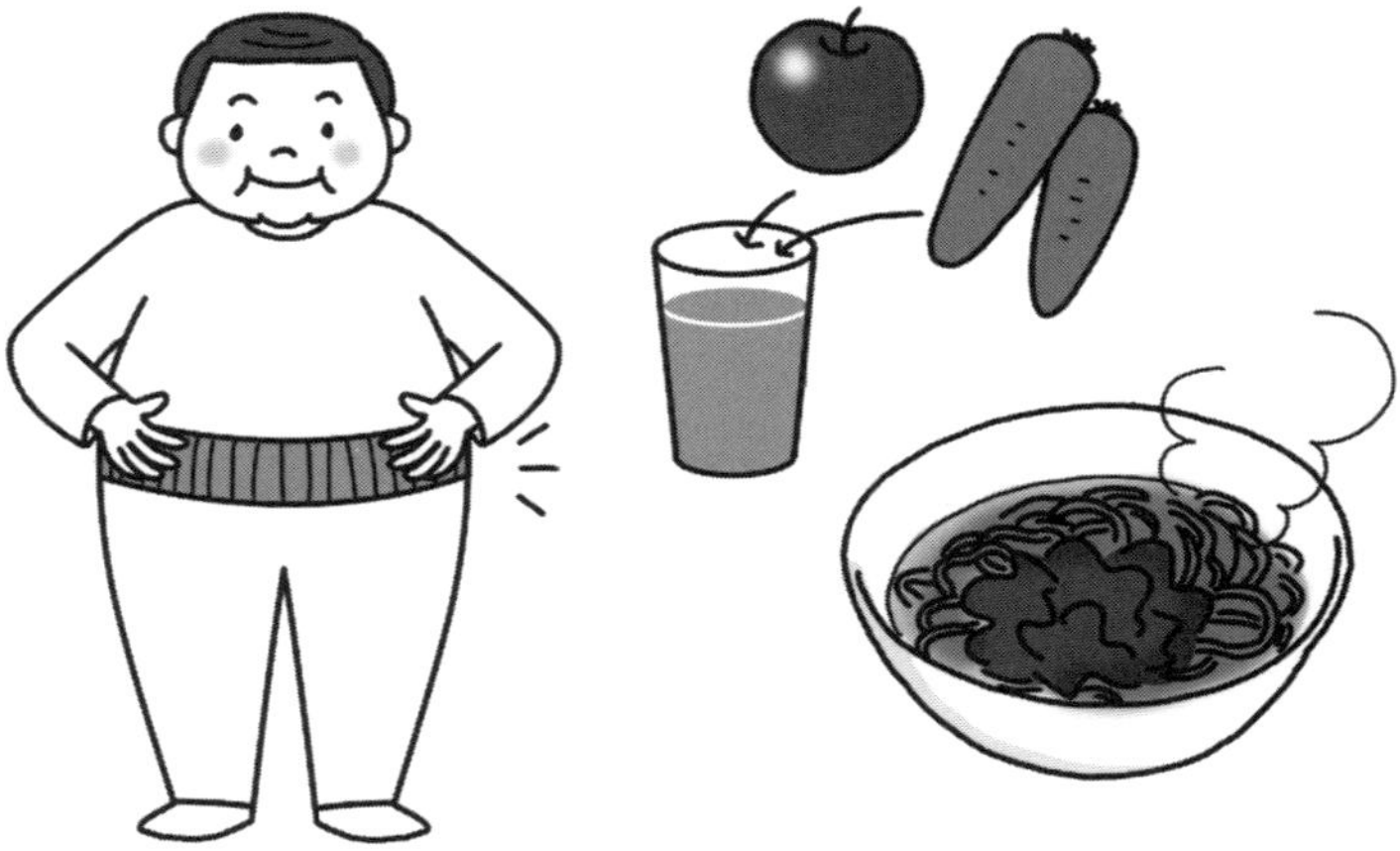

するために脂肪が蓄積されることもあるのです。適度な運動で筋肉も鍛えましょう。

おすすめのほぐし法

◆**半断食**(126ページ)を毎日の基本食にする。夕食には、カラダを温める**陽性食品**(122ページ)を選ぶ。

◆1分間に90mを目安に、**速歩き**をする。1回30分以上を週3~4回行う。

◆**海藻**や**コンニャク**、**豆類**、**根菜**、**玄米**など、食物繊維をたっぷり含んでいるものを食べる。便通がよくなり、糖分や脂肪分の吸収を妨げるので減量に役立つ。

【㉒うつ・自律神経失調症】

うつ病や自律神経失調症の人は、朝起きたときに一番調子が悪く、午後から夜にかけてだんだん元気になっていく傾向があります。これは、朝が最も体温が低いから。**精神的に不調な人は、ほぼ例外なく低体温なのです。**症状の改善には、カラダをほぐして温めることが適切です。楽しいことをしてリラックスするのも、カラダや脳の緊張がほぐれ、血流量もアップしますので、効果的といえます。

おすすめのほぐし法

◆シソやショウガには、気分を明るくする作用がある。**「シソの葉加ショウガ湯」**（149ページ）を飲む。

◆**ニンジンジュース**（124ページ）に**シソの葉**50グラムを加えたジュースを飲む。

◆**カラオケ**（129ページ）や**アロマテラピー**（130ページ）でリラックスする。

【㉓多汗症】

衣服にくっきり汗ジミがつくほど大量に汗をかくのは、カラダに余分な水分をため込んでいる証拠。この水分がカラダを冷やしているため、なんとか排出して温めようとする反応なのです。それなのに、汗をかいたからといって冷たい水を大量に飲むと、またカラダを冷やしてしまい、水分を排出しようとさらに汗をかく……と悪循環に。どうしてものどが渇いたときは、カラダを温める飲み物（ショウガ紅茶など）で補い、余分な水分を排出するようにしましょう。

✚おすすめのほぐし法

◆**半身浴**（115ページ）や**サウナ浴**（117ページ）、岩盤浴などで汗をかく。**手浴・足浴**（116ページ）もおすすめ。

◆**ゴボウ**や**ヤマイモ**、**ニンジン**、**レンコン**などの根菜類を多く食べる。特に、ゴボウにはイヌリンが含まれ、腎機能を高めて利尿作用を促すことがわかっている。

【㉔口臭】

口臭は、歯周病など口腔内の問題のほか、血液の汚れや体内にたまった老廃物が、肺から呼気となって出てくることもあります。この原因は「食べすぎ」と「冷え」が考えられます。予防や改善のポイントはズバリ、血液をきれいにすること。肉・卵・牛乳などの動物性食品は控えて、和食中心で少なめに食べましょう。**解毒作用のあるビタミンB_2を含む干ししいたけや納豆なども効果的です。**

おすすめのほぐし法

◆**和食**を中心に、よく噛んで唾液の分泌を促しながら食べる。

◆口臭を消すクロロフィルを多く含む**パセリ**や**ホウレンソウ**を積極的に食べる。

◆**ルイボスティー**（南アフリカ原産の健康茶。健康食品を扱う店などで市販されている）を飲む。**干し柿**を一緒に食べるとさらに効果的。

【㉕顎関節症《がくかんせつしょう》】

口を大きく開けるたびに顎《あご》の関節に負担がかかり、カクカクと音が出る「顎関節症」。悪化すると、炎症を起こして痛みが激しくなり、口の開閉ができなくなることも。根本的には顎の筋肉が冷えて硬くなっているのが原因です。ほぐして温めることが大切です。小魚やスルメなど、**硬いものを噛んで、顎の筋肉を鍛える**のも効果的です。

✚おすすめのほぐし法

◆**ショウガ湿布**（106ページ）で、顎を温める。

◆入浴時に、顎に**塩もみマッサージ**（118ページ）を行う。両手に自然塩をつけ、耳の下から顎の先までを優しくもみほぐす。

◆**半身浴**（115ページ）でカラダを温める。湯船に塩ひとつかみか、刻んで布の袋に入れたショウガを入れてつかると、さらに温まって効果的。

【㉖疲労・夏バテ】

疲労や夏バテで、全身に倦怠感があるときは、体内に乳酸やピルビン酸などの疲労物質がたまっています。これらを尿として排出し、細胞にくまなく酸素や栄養分、水分などを送り届けることが肝心です。そのためには、カラダを温めて、血液の循環をよくすること。**ストレッチ**や**入浴**、**適度の飲酒**なども効果的です。また、疲労回復効果をもたらすビタミンB_1を含んだ**ニンニク**もおすすめです。

おすすめのほぐし法

◆**「ニンニク加ショウガ湯」**を飲む。ニンニク20グラムとショウガ20グラムをそれぞれ薄切りにし、コップ3杯分の水に入れて、水が半量になるまで煎じる。煎じ汁をこして、ハチミツか黒砂糖を加え、飲む。

◆カラダを温めて、血のめぐりをよくする**日本酒をお燗して**飲む。すりおろした**ショウガ**少々を加えると、さらに効果的。

【㉗吐き気・二日酔い】

吐き気も二日酔いも、排出されずに胃の中にたまった水分が原因です。**カラダを温め、汗をかいて、余分な水分を排出すればよくなります。**

また、腐りかけた食べ物やカラダに有害な物質を摂取した場合、それを薄めようとして胃液が大量に分泌され、吐いて体外に出そうとします。こんなときはできる限り、クスリなどで止めずに、全部出しきってしまうほうがいいでしょう。

✚おすすめのほぐし法

◆種を除き、つぶした**梅干し**1個をコップ2杯分の水を入れた鍋に入れ、水が半量になるまで煎じて飲む。梅干しには、有毒物質の解毒をする働きもある。

◆**シソの葉**4〜5枚を刻み、コップ2杯分の水が半量になるまで煎じる。煎じた汁にすりおろした**ショウガ**少々を加えて飲む。胃腸を温め、ぜん動運動（消化・吸収・排泄を促す運動）を促して、吐き気を改善する作用がある。

第5章

体験者の声を紹介

「カラダの硬さ」をほぐしたら、元気になった！

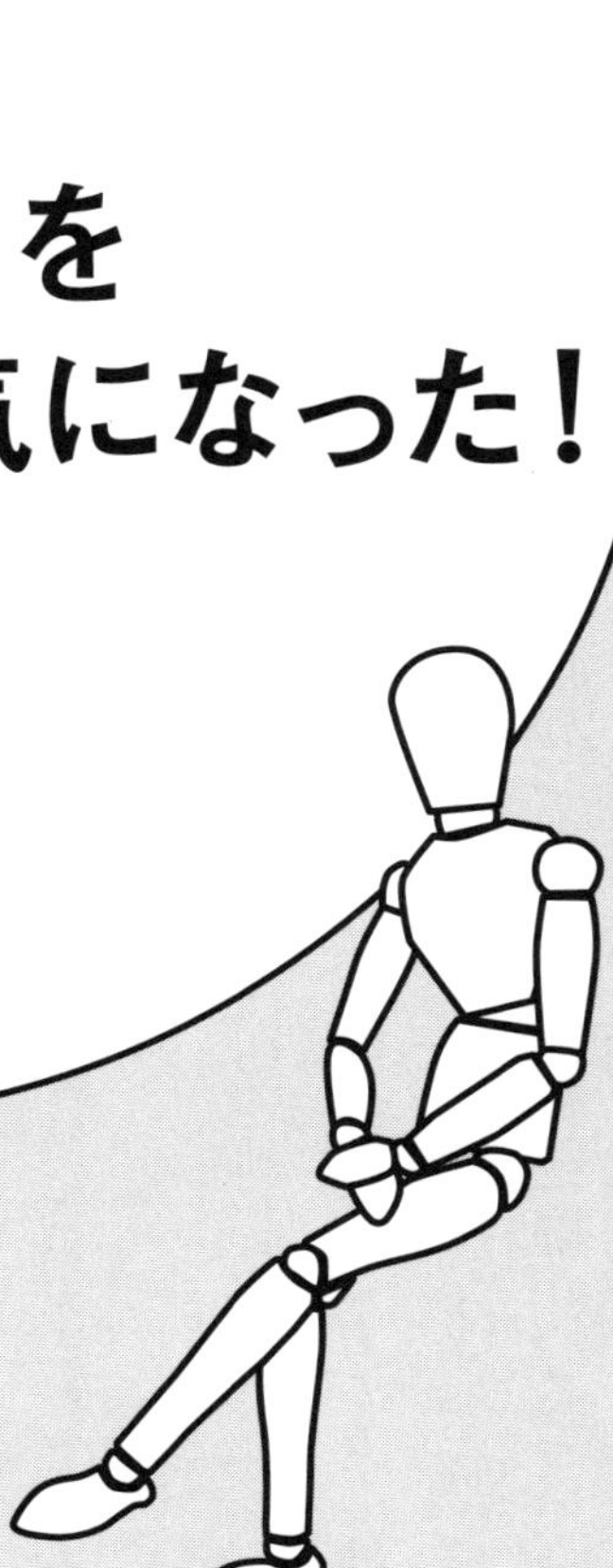

体験談1

食事法や入浴法を変えたら、2年間でマイナス15kg！「硬くて重い」カラダを脱ぎ捨てられました

葛西真理さん（37歳・受付）

私が石原先生の健康法によって15kgの減量に成功してからもう2年以上たちます。始めたきっかけは体重を減らしたいというより、何ともいえない倦怠感や肌荒れ、突発性難聴やめまいなどの不快な症状を一掃したい……という願いからでした。学生時代は運動部に入っていて活動的で、決して太っていなかったのに、10年以上たった自分は、カラダのしなやかさを失い、その頃は想像もしなかった症状に悩まされているという事実に、もううんざりしていたのです。

クリニックで石原先生に初めてお会いしたとき、「学生時代に運動していた影響で、腕が太いんです」と何気なく話したら、「老廃物がたまっているんだよ。カラダも硬いでしょう？」といわれて、びっくり。実は、私は小さい頃からカラダがとても硬く、柔軟体操ですら大の苦手。水泳をするとよく脚がつっていました。「脚がつるという

のは、冷えが原因。排泄しきれていない老廃物や水分がカラダにたまって、冷えているんだよ」と先生に指摘され、とにかく教えられた健康法を一通りやってみることにしました。

基本の食事法はもちろんのこと、硬いカラダをしなやかにするべく、お風呂での**塩もみマッサージ**やお風呂上がりの**ストレッチ体操**などをとり入れるようにしたところ、驚いたことに、体重がスルスルと落ちてきたのです。

その頃から、**ショウガ紅茶**を飲むだけで、うっすらと汗をかくように。その後も体調に合わせて食事や体操などをとり入れているうちに、**気づいたら2年間で体重は15kgも減少。**すっかり学生時代の体型に戻りました。

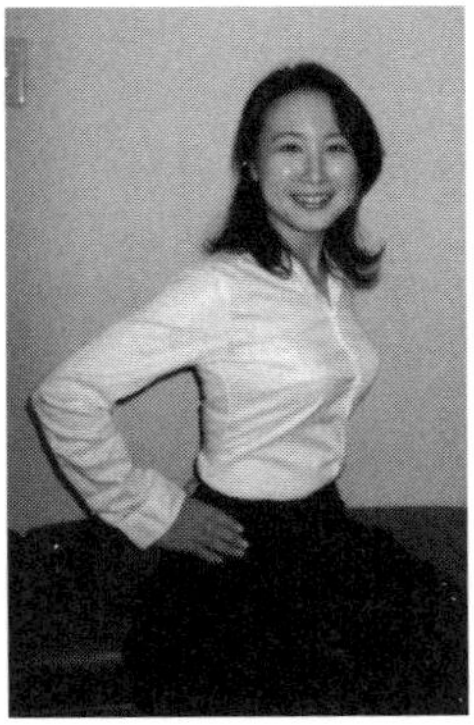
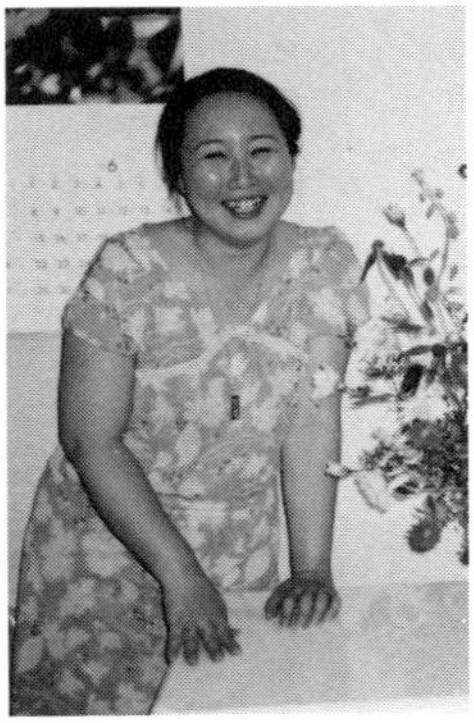

ストレッチや塩もみマッサージなどで硬さをほぐし、基本食をとり入れて2年。
まるで別人のように痩せた葛西さん。同時に倦怠感や肌荒れなどの不調も改善。

ストレッチやマッサージは、始めた当初はカラダが硬く、前屈するだけで太ももの後ろの筋肉や皮膚が悲鳴を上げそうでした。しかし、血流がよくなってカラダが温まるのを実感できる嬉しさもあり、翌日に疲れが残らない程度に続けるようにしていました。そのかいあってか、手を伸ばしても届かなかった棚の上の物をとれるようになっていたときは、我ながら驚きました。カラダがぐっと柔らかくなっていたのです。

しなやかなカラダになることは、私の場合、血のめぐりのいい温かな体質を手に入れることでもありました。先生の健康法を続けているうちに、**悩まされていた不快な症状は見事になくなり、体質だと思ってあきらめていたアレルギー性鼻炎や重い生理痛、月経前症候群にも悩まされなくなりました。**また、みんなと楽しくお酒を飲むのが好きで、減量中も飲む量は変わらなかったにもかかわらず、始める前は高かったγ-GTPの数値が、現在ではまったく正常に戻っているのも嬉しい限りです。

カラダの硬さを初めに見抜いてくださった石原先生のおかげで、毎日健康に過ごせることに心から感謝しています。

体験談2

イシハラ式「温めてほぐす」メニューで長年の腰痛が改善、カラダも柔らかくなった!

前沢美奈子さん(32歳・事務職)

私は幼い頃から背が高く、そのコンプレックスで猫背になりがちでした。両親や学校の先生からもよく姿勢の悪さを指摘され、「歩き方がおかしい」「カラダが曲がっている」といわれました。このためか、**昔からカラダが硬く、小学校の高学年になると、腰痛に悩まされるようになっていました。**

年齢を重ねるごとに痛みはますます強くなり、ついに高校3年生では**「椎間板ヘルニア」**と診断されてしまいました。それからというもの、ワラをもつかむ気持ちで、牽引《けんいん》、ブロック注射、鍼灸《しんきゅう》やカイロプラクティックなど、本当に様々な治療法を試しましたが、まったくよくなりません。20代になると、「誰も私の痛みをとり除いてくれない」と精神的にも滅入り、心身ともに本当につらい毎日を過ごしていました。

そんなとき、書店で石原先生の本を見つけたのです。「クスリや医者に頼らない健康法」を、西洋医学のお医者様がおっしゃっていることがとても新鮮でしたし、内容にも信頼できるものを感じ、実践してみることにしました。

まず、毎日**ショウガ紅茶**を飲むことと、**お風呂に入る**ことからはじめました。その時、季節は夏。これまでなら、飲むのは冷たい水かビール、お風呂はシャワーですませるところでした。しかし、熱い紅茶も入浴も、不思議と最初から苦になりませんでした。そして、お風呂上がりには、整形外科で教えてもらった**腰痛体操（腹筋・背筋運動、ネコの伸びポーズなど）**を実行しました。また、会社にいるときも、**バンザイ運動**や**上体ひねり**など、簡単なストレッチをしたり、**姿勢を正す**ことを意識しました。さらに、痛みが弱い日には、**プールで1時間ほど歩いたり**もしました。

するとどうでしょう。**2週間も続ける頃には、イヤな神経痛の痛みが引いてきた**のです。会社でイスに座っているのがつらくて、よく席を立ったりしていたのですが、全く気にならずに仕事に集中できます。正に「目からウロコ」の心境でした。

あれから約2年がたち、今ではすっかり健康になりました。周りの人からも、**「姿**

勢がよくてカッコイイね」「顔色がよくなって別人みたい」などといわれます。すっかり「イシハラ式健康法」が身につき、忙しさが続いて腰痛が心配なときは玉ネギや根菜類のメニュー、胃疲れしたら梅しょう番茶、カゼをひきそうならネギたっぷりみそ汁など、食事でも体調をコントロールできるようになってきました。**半断食**も1年くらい続けていますが、**カラダが軽くなり、不眠気味だったのが嘘のようにぐっすり眠れるようになりました。**そして、コツコツと続けてきたストレッチ体操の成果が出たのか、**カラダの柔軟度も上がり、**少しの段差でつまずくこともなくなりました。

病気は自分に合った治療法を見つけることが近道、とよくいわれますが、病院やクスリにこれを求めようとすると、金銭的にも、自分自身をも、追い込むことになるような気がします。私もこれまで、病院や医師のせいにして、生活習慣や腰痛の原因を顧みていませんでした。何よりも、病気になったのは自分自身です。自分で治そうと努力しなければ、解決はしないのだと思います。このことを教え、自分でできる最善の治療法を教えてくださった石原先生に、心から感謝しています。

体験談3

重い心臓病だったのが嘘のよう！体温が上がり、筋肉もついて〝ただ今青春〟です

上田矩子さん（74歳・主婦）

「僧帽弁《そうぼうべん》閉鎖《へいさ》不全症《ふぜんしょう》」という心臓の病気で弁形成手術を受けた私は、３か月の絶対安静を余儀なくされました。１か月後に退院通告をされたものの、夫を見送ってひとりになっていた私は、自宅では絶対安静にできそうもなくて困っていました。そんな私を見かねて、以前、石原先生の伊豆の保養所の会員だった妹が、先生に無理にお願いしてくれたようです。退院してそのまま保養所に向かうと、石原先生はびっくりしたお顔で迎えてくださいました。そして、絶対安静期間の２か月目からを、そこで過ごすことになったのです。それまで１か月以上も入院生活をしていたため、脚腰はすっかり弱くなり、体力も落ちていました。しかし、伊豆の豊かな自然と先生の大らかさに癒され、**ニンジンジュース**と**ショウガ紅茶**を飲みながらのんびりと過ごした１か月間で、私はみるみるうちに元気になりました。

あれから早9年、今の私には当時の面影はありません。**「本当に心臓手術をしたの？」と驚かれるほど、元気になりました。**これも全て、手術後の状況もわからないままの私を、丸ごと引き受けてくださった石原先生のおかげだと思っています。

今では、時間さえあれば保養所を訪れています。ここではカラダだけではなく、心までもが癒されます。毎月のように訪れて、木々の緑に癒されながら散歩するのも大きな楽しみのひとつです。コースは一碧湖から桜の里、大室山へと延び、歩く速度や散歩時間の変化が、術後の健康のバロメーターになりました。そして最近では、健康な方たちと一緒に歩いても息切れしないほど元気になったのです。

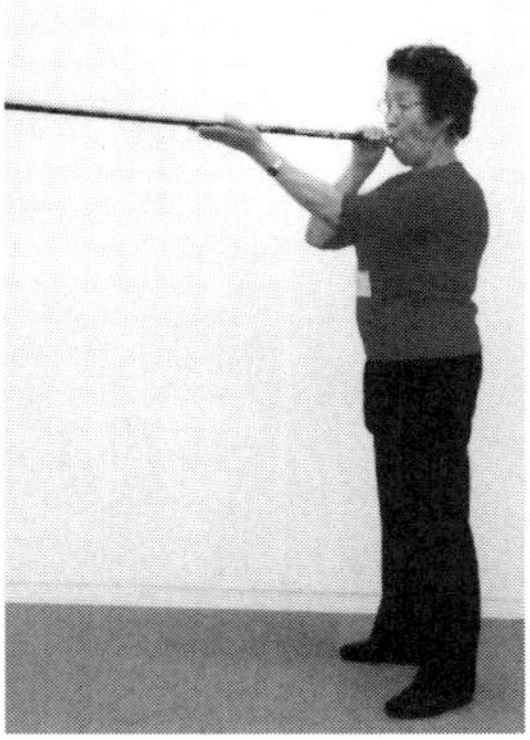
心臓手術をしたとは思えないほど元気な現在の上田さん。「スポーツ吹き矢」は腹筋や胸筋なども鍛えられ、健康増進と維持に最適。

毎年2回、保養所で血液検査を受けていますが、後日、紙が真っ赤になるほど、先生が数値の説明やコメントを書き込んでくださった検査結果が送られてきます。最後に書かれた**「ほぼ100点満点に近い成績です！」**とのコメントに励まされ、自宅でもニンジンジュースとショウガ紅茶を毎日続けています。

何といっても、**70kgあった体重が、今では62kgをキープできるようになっています。さらに、74年間、平熱が35・8度ほどの低体温だったのが、36・2度以上に上がったのです。**これは、**「冷え症改善メニュー10日間」**を実践したからだと思います。自然塩をひとつかみ入れ、43度の湯温をキープして30分間の**足浴**を毎日続けると、汗をかく体質に変わり、爪はピンク色になりました。朝起きてからしばらくはぼんやりとして頭が重かったのに、今では「今日も元気！」と朝から活力がみなぎります。

活力が湧いてくると、いろいろなことに積極的に挑戦したくなります。公認指導員として普及活動をしている**「スポーツ吹き矢」**もそのひとつ。集中力を高め、的に向かってフッと矢を吹くのです。気功に通じる呼吸法や腹筋を使うので、健康増進にもつながり、リハビリとしても適していたようです。石原先生にも**「硬かったお腹が柔らかく、温かくなった。しなやかな筋肉がついてきましたね！」**とほめられ、そのことがまた、これからも続けていこうという意欲につながり、頑張っています。

スケジュール帳は、いつも予定がいっぱい！　ただ今、青春真っ最中です。

体験談4

血圧が高く、メタボ予備軍と診断されたのに、筋トレやウォーキング、ストレッチで改善！

山下悟さん（45歳・営業職）

若い頃から健康だけが取り柄で、学生時代にはラグビーの選手だった私ですが、長年の不摂生がたたり、とうとう会社の健康診断で**「メタボリックシンドローム予備軍」**との宣告を受けてしまいました。

自分でもびっくりしたのですが、腹囲がなんと84cmもあり、血圧は上が150で、下が100もあったのです。コレステロール、中性脂肪、血糖値はギリギリ正常値の範囲内でしたが、医師に「このまま今の生活習慣を続けていたら、来年の健診時には間違いなくこれらの数値も上がって、立派なメタボですよ」とキッパリいい渡され、とても落ち込みました。

仕事が営業なので、得意先と飲む機会も多く、帰宅はいつも午前様。平日はほとんど外食で、それもどうしても脂肪分の多いこってり系に偏ってしまいます。せめて、休日は粗食にして、カラダを動かそうと思うのですが、平日の飲み疲れがどっと出て、ついついテレビを見ながら、ゴロゴロして1日が終わってしまうのです。「最近、太ったんじゃない!?」と、妻や娘に指摘されながらも、ズボンのウエストがきつい以外は特に自覚症状もなかったので、一向に生活を改めずにいました。しかし、実際に健診で恐怖の数字をつきつけられ、本気で生活改善を試みることにしました。

早速、参考にしたのが、石原先生の著書でした。私のカラダを心配した妻が、義母に相談したところ、すすめられたのだといいます。私と同じように血圧が高かった義父が、イシハラ式健康法を実践して血圧が下がったというのです。読んでみると、「高血圧の原因のひとつは、中年になって下半身の筋肉が減り、血液が上半身に集まっているから」という部分にピンとくるものがありました。確かに、全く運動をしなくなってから、**お尻や太ももなどの筋肉がげっそりと落ちていた**のです。

それから毎朝、**スクワット**を30回行うことにしました。さらに、出勤時に電車をひと駅前で降り、**30分ウォーキング**。週に2日は禁酒日を設けて早めに帰り、風呂上がりには**ストレッチ体操**も実行しました。驚くほどカラダが硬くなっていて、最初の頃はひどい筋肉痛でした。学生時代はカラダが柔らかいのが自慢だったのですが、今考えると、あの頃はしなやかな筋肉がついていたのでしょうね。

食事は高カロリーな揚げ物などを控え、朝食は**「ニンジン・セロリジュース」**をよく噛んで飲むだけに。セロリには血圧降下効果があると、本に書いてあったのです。

変化はすぐに現れました。１か月後には、**ベルトの穴1つ分、腹囲が減った**のです。**3か月後、血圧は上が120、下は82に下がっていました。**カラダを動かすのが楽しくなるのと、筋肉がついてカラダが柔らかくなるのが、同時に進んだような感じです。8か月が過ぎた今、**血圧はずっと安定し、体重も10kg減りました。**ズボンを全部、買い替えたほどです。最近では、風呂上がりのストレッチをしないと落ち着きません。健康になったのはもちろん嬉しいですが、カラダを動かす喜びを思い出せたのが大きな収穫でした。石原先生、ありがとうございます。

体験談5

ひどい肩コリや肌荒れ、イライラが解消し、カラダ全体が「いいめぐり」になった！

杉山由紀重さん（38歳・事務職）

中学、高校時代にずっと柔道をやっていた私は、全身にしっかり筋肉もついていて、カラダが柔らかいのが自慢でした。柔道の「寝技」には、関節や筋肉の柔らかさが不可欠なのですが、私はそれが得意だったのです。

しかし、高校を卒業して柔道をやめてからは、筋肉がすべて脂肪に変わったかのように、どんどん太ってしまいました。それだけではなく、ちょっとしたことで疲れやすくなり、ひどい**肩コリ**にも悩まされるようになりました。

特に夏は恐怖の季節でした。クーラーの効いた室内と外の温度差が原因なのか、必ずといっていいほど体調をくずしてしまい、息をするのさえも億劫《おっくう》になります。**カゼをひくとなかなか治らないし、肌は荒れてカサカサ。**カラダが冷えて硬くなり、すべてが悪循環になっていたのだと思います。

とにかく痩せなければと思い、ありとあらゆるダイエットに挑戦しました。「どんなことを?」と聞かれても、「やっていないことはない!」としか答えられないほど、話題になった方法は片っぱしからやってみては挫折、そしてリバウンド、の繰り返しだったのです。

そうなると、カラダばかりか、心までも元気がなくなってきます。「どうせ、太っているから……」と、何事にも前向きになれず、いつも何かしらのダイエットをしているので、ストレスで始終イライラし、リバウンドしては自己嫌悪で落ち込む……。何とかしなければいけないと思いながらも、こうした悪循環を断ち切る方法がわからないまま、30代に突入してしまったのです。

石原先生と出会ったのは、そんなときでした。「誰でも、湿度が高いときは、気分もカラダもすぐれないものだけど、**あなたの場合は、カラダの中の湿度が高い状態。余分な水分がたまって、常にジメジメしているから、まずはそれを全部出しきること。それから、しなやかな筋肉をつけるようにしなさい**」と、アドバイスされました。

それから、**半断食**を実行。朝と昼を**ニンジンジュース**で過ごし、夕食は**和食**を中心に腹八分目を心がけました。お腹が空くと、**ショウガ湯**に黒砂糖を入れて飲むようにしたところ、それまで汗ばむことなどほとんどなかったのに、動くとうっすらと汗をかくようになったのです。トイレに行く回数も驚くほど増えました。

ヨガを始めたのも大きな変化でした。リラックスして、心が落ち着くのです。硬くなっていたカラダも、どんどん柔軟性をとり戻していきました。**カラダが柔らかくなると、動くのが苦にならなくなり、最近は、ジョギングやテニスも楽しんでいます。**

私の場合、「イシハラ式健康法」で体重よりも体調の変化が先に現れました。体調がよくなったから続けることができ、**体重も5年間で7～8kg減りました。**

気がついたら、肩コリにも悩まされなくなり、イライラもしなくなっていました。**この5年間、風邪もほとんどひいていません。**肌がきれいになったのも嬉しいですね。高い化粧品を使ったわけでも、エステに行ったわけでもないのに、色が白くなって、透明感が出てきたように思います。

これも全て、血流やリンパの流れをはじめ、カラダ全体が〝いいめぐり〟になったおかげでしょう。これからも頑張って、今の状態を維持していこうと思っています。

体験談6

半年でマイナス20kg! 更年期の症状もおさまり、「カラダがほぐれて、喜んでいる」のがわかる

加藤芳恵さん(51歳・主婦)

主人の両親を立て続けに見送ったのと、子どもたちが進学で家を離れる時期が重なり、寂しさと**更年期の不調**がちょうど重なったのでしょう。朝起きられない、起きても動けない、誰にも会いたくない、どこにも出かけたくない、という毎日が続き、暗く長いトンネルに入っているようでした。心の空しさを食べることで解消していたせいか、1年間で10kgも太ってしまい、75kgに! 身長が151cmしかありませんから、いくらなんでも太りすぎです。血圧も高くなり、主人からは**「イビキがひどくて眠れない。怪獣のようだ!」**といわれる始末です。何よりつらかったのは、夜、**お腹が重くて寝返りが打てなくなってしまったこと。**布団の中でカラダを動かそうとすると、あまりにも苦しくて、目が覚めてしまうのです。服を着るにも、**カラダが硬くなって背中に手が回らず、ファスナーを上げられません。**

作家の林真理子さんのエッセイで石原先生のことを知り、初めて保養所を訪れたときは、決死の覚悟でした。〝どにかくこの体重を減らすには、もう断食しかない!〟と、思い詰めていたのです。ところが、**ニンジンジュースとショウガ紅茶だけで過ごす9日間の断食は、やってみるとそんなにつらくなかった**のです。**マッサージやショウガ湿布をしてもらい、ゆっくりお風呂に入る。**毎日、それを繰り返していただけなのにとても体調がよくなり、カラダが喜んでいるのが実感できました。

それからというもの、毎月のように保養所を訪れました。そして4回目に、自分が大きく変わったことをはっきり感じたのです。もちろん、体重は断食するたびに減っていました。でも、それだけではなく、**カラダの中から力が湧いてきて、考え方が前向きになり、行動も積極的になったのです。**ほかの宿泊者の方たちとおしゃべりするようになったり、一緒に散歩に出かけるようにもなりました。

そして、帰宅してもカラダを動かすのが苦にならなくなりました。家族や人に対しても、思いやりを持って接することができるようになり、**イライラしたり、ふさぎ込んだりした気持ちが、落ち着いてくるのがわかりました。**その後、5回、6回と保養所を訪れ、顔見知りになったスタッフの方たちから「加藤さん、よく頑張りましたね」**「別人のように変わりましたよ」**といわれたときは、**嬉しくて涙が出ました。**

気がつくとその**半年で体重は20kgも減っていました。**１ｍ５cmあったウエストは67cmに。イビキも止まり、血圧も正常値になり、更年期の症状と思われるほてりやイライラもおさまりました。

家でももちろん、**半断食**を基本にした食生活です。おつき合いなどで食べすぎてしまったら、翌日は朝・昼をニンジンジュースにするなどして調節しています。もともと運動は苦手なのですが、ゴルフスクールに通ったり、主人と**ウォーキング**をしたり、お風呂上がりに**「手首足首体操」**をしたりしています。石原先生には「冷やすのが一番いけない!」といわれているので、水代わりに**ショウガ湯**を飲む、寒い日は**お尻やみぞおちに使い捨てカイロを貼る**、なども実行しています。

「イシハラ式健康法」を実践するようになってから、心とカラダはひとつなんだ、ということを強く感じました。これからも、カラダを喜ばせる生活を続け、もっともっと幸せでいられるように頑張りたいと思います。

○あとがき○

30年ほど前には約13万人だった医師の数が、今や約28万人と倍増したのに、病気は減るどころか増加の一途を辿《たど》っています。平成18年の統計では、ガンで約33万人もの人が亡くなっているのです。

終戦後、しばらくは日本に数百人しかいなかったとされる糖尿病患者は、今や予備軍を含めておよそ１８７０万人。高脂血症は潜在患者も入れると約３２００万人。ここ半世紀、減塩運動が展開されてきたのに、高血圧は減るどころか逆に増加しています。また、アレルギー疾患や自己免疫疾患、それに、うつ病、自律神経失調症などをはじめとする精神的な疾患も、同じように増加の一途を辿っています。

こうした現代文明病の背景にあるのが、西洋医学では未だに気づいていない「冷え」＝「カラダの硬さ」であることを、この本を読んだ方には気づいていただいたはずです。潜在意識下には存在していたものの、実際には気づかなかった「カラダの硬さ」が、ガン、心筋梗塞、脳梗塞、動脈硬化、自己免疫疾患などのありとあらゆる病気や老化の元凶であった、ということを実感として気づかれたことと存じます。

現代医学、つまり、西洋医学は、交通事故でぐちゃぐちゃになった骨や筋肉、内臓を修復する、心筋梗塞で絶命しかけた人の冠動脈にバルーンを入れて血栓を追い出し、救命する……といった救急医学に関しては、まさに神業的な力を発揮します。

しかし、ガン、血栓症、糖尿病、アレルギー、自己免疫疾患といった慢性病に関しては、根本療法が見出せず、ある面で対症療法に終始しているという一面があります。

しかし、こうした慢性の病気や老化の背景に「カラダの硬さ」＝「冷え」が存在していることに気づけば、そうした慢性病に対処することが可能になります。本書では、なるべく多くの病気や症状に関して、その対処法を述べました。本書を読まれた方々がこれらを大いに活用されて、ますます、元気で幸せな生活を送ってくだされば幸甚です。

最後に、本書の企画、編集をしてくださった主婦と生活社の荒井美穂女史と羊カンパニーの中村裕美女史に、この場を借りて深甚なる感謝を捧げたいと存じます。

平成20年6月　　イシハラクリニック院長　石原結實

「カラダの硬さ」が病気の原因だった!

著　者　石原結實

◆

構　成　中村裕美(羊カンパニー)
装丁・扉デザイン　田中彩里
本文デザイン　アティック
撮　影　筒井淳子
イラスト　石崎伸子
編集協力　吉田益也(ヴィラージュ・アン・サンテ・ユートピア)
校　閲　滄流社

◆

編集人　小田切英史
発行人　伊藤　仁
発行所　株式会社主婦と生活社
〒104-8357 東京都中央区京橋3-5-7
編集部　03-3563-5194(代表)
販売部　03-3563-5121(代表)
生産部　03-3563-5125(代表)
http://www.shufu.co.jp

印刷所　共同印刷株式会社
製本所　株式会社明泉堂

ISBN978-4-391-13533-6